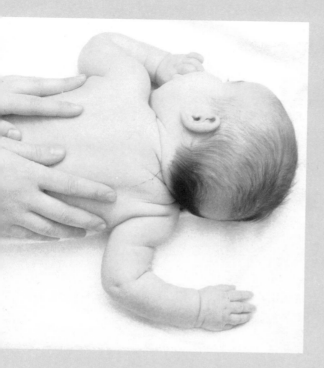

一本通

小儿推拿

周宇 主编

手到病痛消

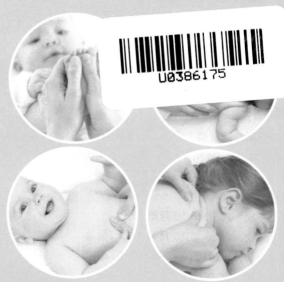

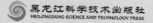

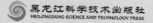
黑龙江科学技术出版社
HEILONGJIANG SCIENCE AND TECHNOLOGY PRESS

图书在版编目（CIP）数据

小儿推拿一本通 / 周宇主编 . -- 哈尔滨 : 黑龙江
科学技术出版社 , 2020.10
ISBN 978-7-5719-0723-5

Ⅰ . ①小… Ⅱ . ①周… Ⅲ . ①小儿疾病 - 推拿 Ⅳ .
① R244.1

中国版本图书馆 CIP 数据核字 (2020) 第 184429 号

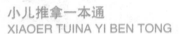

小儿推拿一本通
XIAOER TUINA YI BEN TONG

主　　编	周　宇
责任编辑	徐　洋
封面设计	李　荣
出　　版	黑龙江科学技术出版社
地　　址	哈尔滨市南岗区公安街 70-2 号
邮　　编	150007
电　　话	（0451）53642106
传　　真	（0451）53642143
网　　址	www.lkcbs.cn
发　　行	全国新华书店
印　　刷	德富泰（唐山）印务有限公司
开　　本	710mm×1000mm　　1 /16
印　　张	12
字　　数	300 千字
版　　次	2020 年 10 月第 1 版
印　　次	2020 年 10 月第 1 次印刷
书　　号	ISBN 978-7-5719-0723-5
定　　价	36.00 元

对于父母来说，没有什么比孩子生病更让人心焦的。一些时不时来访的小儿疾病，不但让宝宝备受折磨、健康受损，更是让父母们心力交瘁、忧心忡忡，恨不得将所有的病痛都揽到自己身上。

其实，生活中孩子常见的小病痛，如感冒、咳嗽、发热、便秘、腹泻、消化不良、夜啼等，父母们通过捏捏按按就能取得很好的治疗效果。比如孩子吹风有点感冒了，打喷嚏、流鼻涕、喉咙有点痒，给他开开天门，推推坎宫，揉揉太阳，点按风池，按揉喉咙，擦按肺俞，第二天早上就会发现孩子的这些症状都缓解了。

小儿经络推拿有着悠久的历史，是一种疗效好、无痛苦、无不良反应的绿色疗法，具有简单、速效、廉价、易于接受等特点。中医认为，孩子五脏六腑没有受到污染，很干净，恢复能力较强，并且孩子皮肤薄嫩，经络穴位表浅、敏感，在临床治疗时只要把这些经络脏腑激活，就能达到强身健体、抵御疾病的目的。如果父母学会小儿推拿操作，不仅可以给孩子保健、预防及治疗疾病，还能通过推推按按增进亲子感情，也是一种不错的亲子交流法。需要注意的是，小儿经络不同于成人经络，小儿推拿穴位除常用的十四经穴、经外奇穴与成人相似外，大多数为孩子特定穴位。这些穴位呈"点""线""面"状，多分布在两肘以下和头面部，以两手居多。所以，为孩子进行推拿，不能照搬成人的经络穴位，尤其是5岁以下的儿童。

本书讲解了小儿推拿基本知识、常用穴位、小儿实用保健推拿法、多种常见病症的

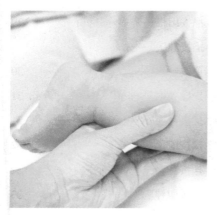

推拿手法，深入浅出地教会父母用自己的双手为小儿缓解病痛，即使没有专业医学背景和相关知识储备的家长也能一学就会，一看就懂。书中还配有真人图片及二维码，父母只需按图索骥，扫码看视频，简单又明了，解决了找穴不准或操作不当的困扰。由于版面问题，书中未能将视频中所有的特效穴的理疗方法一一展现，父母可结合小儿的自身情况将其作为随证加用穴位，缓解孩子病痛，让孩子健康快乐地成长。

CONTENTS
目 录

PART 1
推拿保卫健康，呵护孩子一生幸福

PART 2
图解小儿特效穴——孩子身上的"灵丹妙药"

● 小儿头面部腧穴

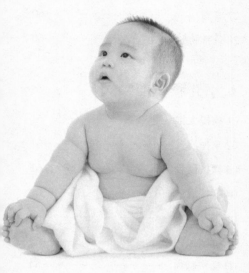

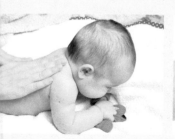

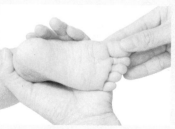

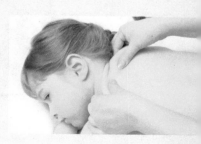

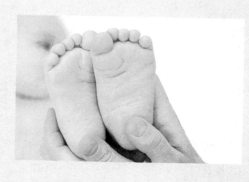

PART 3

让孩子不生病的秘诀——小儿日常保健推拿

PART 4

捏捏按按百病消——小儿常见病推拿疗法

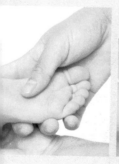
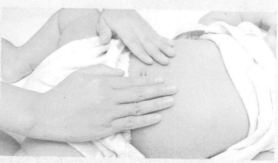
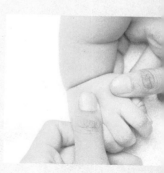

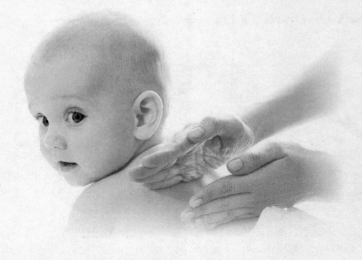

PART 1
推拿保卫健康，
呵护孩子一生幸福

　　孩子是上天给父母的珍贵礼物，看着孩子茁壮开心地成长是父母的一大乐事。孩子成长的各个阶段特点不同，稍不注意，可能就会出现一些小病小痛，让父母忧心，甚至手忙脚乱。那么，如何更好地守护孩子的健康，推拿对孩子成长究竟有什么好处，本章将会为您——介绍。

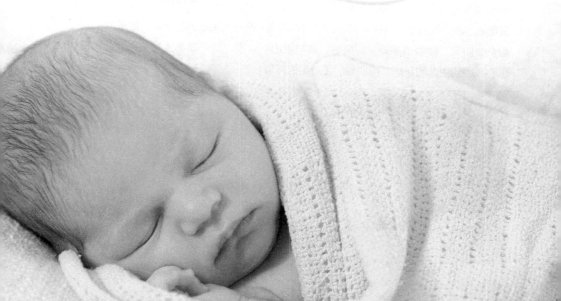

孩子成长分期看，父母熟知助育儿

孩子从胎儿期到青春期，一直处于生长发育中。了解孩子每个年龄分期的成长特点，针对孩子不同成长阶段进行养护，有助于父母给予孩子更贴心的爱，同时从胎儿期开始为孩子打响健康的"第一战"。

胎儿期

胎儿期是指从受孕到分娩，共 40 周。胎儿完全依靠母体生存，各个系统逐步分化形成，此时妈妈的健康对胎儿的生长发育影响巨大。妈妈的身体若是受到物理或药理损伤、感染、营养缺乏、心理创伤、疾病等因素影响，会直接影响胎儿发育，严重者可导致流产、死胎、先天性疾病或生理缺陷等。所以，妈妈应注意避免外伤感染，慎重使用药物，饮食上注意合理补充营养，适当运动，保持心情愉快，以利于胎儿的发育，为孩子后续的成长打好基础。

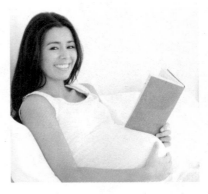

新生儿期

从出生到满 28 天期间称为新生儿期。新生儿生活的内外环境发生了很大变化，他开始呼吸和调整血液循环，依靠自己的消化系统和泌尿系统，摄取营养和排泄代谢产物。形体上体重增长迅速，大脑皮质处于抑制状态，兴奋度低。新生儿患病死亡率高，如早产、畸形、窒息、胎黄、脐风、呼吸道感染、惊风等，多与胎内、分娩以及护理不当有关系。此阶段，父母应悉心照顾新生儿的起居，帮助他们适应新的环境。

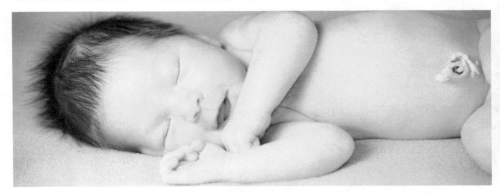

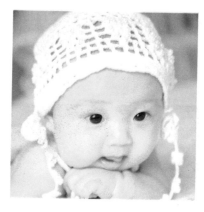

婴儿期

从出生 28 天后到满 1 周岁称为婴儿期。婴儿生长发育非常快，对营养的要求非常高，多为母乳或牛乳喂养，辅助食品可适当增加。此时的婴儿脏腑娇嫩，形气未充，抗病能力较弱，恶心、呕吐、腹泻、营养不良及感染性疾病易发作。因此，父母在孩子的婴儿期的养护上应多关注饮食上的调节，尤其开始添加辅食的时候，要根据婴儿的反应逐步耐心添加，切忌一下添加过多蛋白质高却不太容易消化的食物。

幼儿期

从 1 周岁到 3 周岁称为幼儿期。幼儿体格增长较前一段时间缓慢，生理功能日趋完善，乳牙逐渐出齐，语言能力发展迅速，可断奶喂养。饮食不当有可能会引起厌食、呕吐、腹泻以及营养不良等病症，且急性传染病的患病概率增加。因此，父母应多加注意幼儿的饮食。在此年龄分期，幼儿开始学习行走，父母可适当推拿幼儿手足关节，辅助幼儿骨骼发育。此外，幼儿因开始学行走，容易出现外伤，父母应注意及时处理，防止感染。

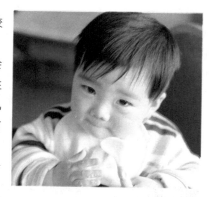

幼童期

从 3 周岁到 7 周岁称为幼童期。幼童体格生长减缓，而神经系统发育迅速，语言能力进一步提高，理解和模仿能力增强。同时，幼童自身的抗病能力提高，患病率有所下降。此时

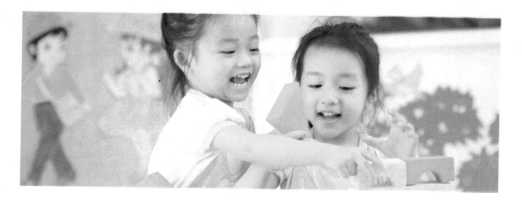

的幼童活泼好动，又对未知危险没有防范能力，易发生中毒、溺水、摔伤等意外事故。因此，父母应多加注意，看护好孩子。

儿童期

从 7 周岁到 13 周岁称为儿童期。孩子体重增长加快，更换乳牙，除生殖系统外，其他身体器官发育接近成人水平，身体营养需求旺盛，对疾病的抵抗能力进一步增强。现在，学龄儿童的近视发病率大大增加，父母应引导儿童保护视力，可通过推拿眼部穴位或是做眼保健操来防治近视。同时龋齿、哮喘、过敏性紫癜等疾病发病率升高，此时父母应注意辅助儿童养成良好的日常生活习惯。

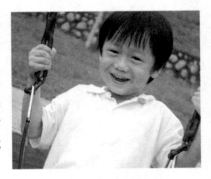

青春期

青春期是儿童期至成年期的过渡时期，体格、性征、内分泌及心理等方面都发生了巨大变化。男孩、女孩平均 13 ～ 19 周岁称为青春期。青春期的孩子生殖系统发育迅速，体格增长快，身高明显增长，第二性征显现，心理和生理变化明显。此阶段身体生长旺盛可能会带来令人烦恼的痤疮、第二性征发育异常等病症。父母在此阶段，应注意引导孩子面对青春期的生理变化，关注孩子的心理需求。

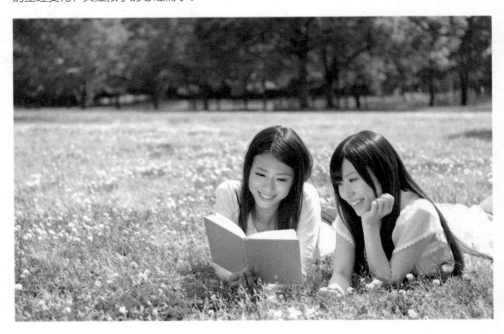

小儿的生理与病理特点——细致养护需了解

中医根据临床经验，归纳出小儿独特的生理和病理特点，父母有所了解后，对指导小儿保健、防病治病有着重要的意义，更能因为多一分了解而少一分担忧。

生理特点

脏腑娇嫩，形气未充

释义： 小儿的五脏六腑稚嫩柔弱而不成熟，四肢百骸、肌肉筋骨、精血津液等形体结构以及肺气、脾气等机体的各种生理功能活动相对不足，以肺、脾、肾最为突出。

特点： 稚阴稚阳，即机体柔嫩、经脉未盛、气血未充、神气怯懦、脾胃薄弱、肾气未满、精气未足、筋骨未坚，阴长而阳充，互相生长。

生机勃勃，发育迅速

释义： 小儿在发育过程中，无论是体格、智力，还是脏腑功能，均不断趋向完善与成熟，年龄越小，生长发育的速度也越快，如旭日初升，草木方萌，蒸蒸日上，欣欣向荣。

特点： 纯阳，即正常小儿是有阳无阴或阳亢阴亏的盛阳之体，生机旺盛，蓬勃发展，对水谷精微物质的需求更为迫切。

病理特点

发病容易，传变迅速

释义： 由于小儿脏腑娇嫩，病邪容易入侵，且邪易深入，故小儿患病之后，有变化迅速的特点，其寒热虚实，容易相互转化或同时出现。

特点： 小儿一旦患病，邪气易实而正气易虚，同时由于"稚阴未长"，故易呈阴伤阳亢，表现出热的症候，而由于"稚阳未充"，容易出现阳虚，表现出阴寒的症候。

脏气清灵，易趋健康

释义： 由于小儿生机勃勃、活力充沛，所以小儿患病虽有传变迅速、病情易转恶化的一面，但由于脏气清灵、反应敏捷的特点，加之病因单纯，又少七情之害、色欲之伤，因而在患病之后，如能恰当及时地治疗和护理，病情易好转，容易较快恢复健康。

特点： 身体较容易恢复健康。

望闻问切让小儿告别"有病难言"

中医诊断小儿疾病，强调望、闻、问、切四诊合参。日常生活中，因为小儿往往不知道如何表达自己的病情，所以父母可了解此理论，用以观察小儿身体是否健康，有助于及早发现病症并进行诊治。

望

● 望颜面

面色是脏腑气血盛衰的外部表现，小儿面色以红润而有光泽为正常，枯槁无华为不良。中医望诊的主要色泽以五色主病，即赤、青、黄、白、黑。

赤色	**病因：**	多主热证，气血得热则行，热盛则血脉充盈而红。
	病症：	外感风热：面红耳赤，咽痛；阴虚内热：午后颧红。
青色	**病因：**	多为寒证、痛证、瘀血和惊风。
	病症：	里寒腹痛：面色青白，愁眉苦脸；惊风或癫痫：面青而晦暗，神昏抽搐。
黄色	**病因：**	多属体虚或脾胃湿滞。
	病症：	脾胃失调：面黄肌瘦，腹部膨胀；肠寄生虫病：面黄无华，伴有白斑。
白色	**病因：**	多为寒证、虚证，为气血不荣之候。
	病症：	肾病：面白且有水肿为阳虚水泛；血虚：面白无华，唇色淡白。
黑色	**病因：**	多为肾阳虚衰，水饮不化，气化不行，阴寒内盛，血失温养，气血不盛。
	病症：	水饮证：眼眶周围色黑。

● 察指纹

指纹是指小儿食指虎口内侧的桡侧面所显露的一条脉络，按指节可分为风关、气关、命关三部分。在光线充足的地方，一手捏住小儿食指，用另一手拇指桡侧，从小儿食指端命关到风关，用力适中地推几下，指纹即显露。

正常：淡红略兼青，不深不浅，隐现于风关之上。

病症：指纹浮现明显者，多为病邪在表；指纹成而不显者，多为病邪在里。色鲜红者，多外感风寒；色紫红者，多为热证；色青者主风、主惊、主痛；色紫黑者，多为血络郁闭，病情危重。指纹细而浅淡者，多属虚证；粗而浓滞者，多属实证。指纹显于风关，表示病邪轻浅；过风关至气关者，为邪已深入，病情较重；过气关达命关者，为邪陷病深；若指纹透过风、气、命三关，一直延伸指端者，即所谓"透关射甲"，提示病情危重。

望小儿指纹，对3岁以下小儿疾病的诊察有一定的价值，但必须配合其他诊法，综合分析，才能做出正确的诊断。

望五官

中医认为，人体内五脏与外在的五官有着密切的关系，脏腑的病变往往反映在五官的变化上。因此，察看五官，可以找到脏腑病变的痕迹。

眼睛：目为肝之窍

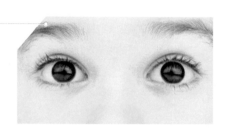

观察部位： 眼神、眼睑、眼球、瞳孔、巩膜、结膜。

正常： 目光有神，光亮灵活，肝肾气血充盈。

惊风： 两目呆滞或直视上窜。

病危： 瞳孔缩小或不等或散大或无反应。

舌头：舌为心之苗

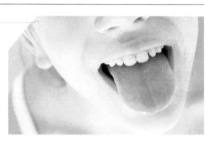

观察部位： 舌体、舌质、舌苔。

正常： 舌体淡红润泽，活动自如，舌苔薄白而干湿适中。

气血虚亏： 舌质淡白。

气滞血瘀： 舌质发紫。

邪入营血： 舌质绛红。

嘴：脾开窍于口

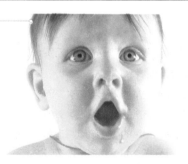

观察部位： 口唇、牙齿、齿龈、口腔黏膜、咽喉。

正常： 唇色淡红润泽，齿龈坚固，口中黏膜平滑。

血瘀： 唇色青紫。

胃火上冲： 齿龈红肿。

鹅口疮： 满口白屑。

麻疹早期： 两颊黏膜有白色小点，周围有红晕。

鼻子：肺开窍于鼻

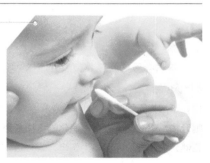

观察部位： 有无分泌物以及分泌物的形态、鼻子外观。

正常： 鼻孔呼吸正常，无鼻涕外流，鼻孔湿润。

感冒： 鼻塞流清涕，为外感风寒引起的感冒，鼻流黄浊涕，为外感风热引起的感冒。

肺热： 鼻孔干燥。

耳朵：耳为肾之窍

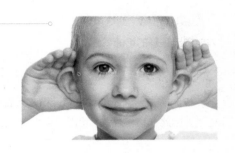

观察部位： 耳朵的外形、耳内有无分泌物。

正常： 耳郭丰厚，颜色红润，即为先天肾气充足。

腮腺炎： 以耳垂为中心的周缘弥漫肿胀。

中耳炎： 耳内疼痛流脓，多为肝胆火盛。

察二便

小儿大小便的变化对疾病诊断有一定的意义，尤其是腹泻的患儿，若是就诊，家长要带一份新鲜的大便，给医生看看，便于做化验检查。若发现小便有不正常时，就需带一瓶清早的第一次尿液，化验检查。

大便

正常： 颜色黄而干湿适中，新生儿以及较小婴儿的大便较稀薄。

内伤乳食： 大便稀薄。

内有湿热： 大便燥结。

细菌性痢疾： 大便赤白黏冻状，为湿热积滞。

小便

正常： 尿色多清白或微黄。

疳证： 小便混浊如米泔水，为饮食失调，脾胃虚寒，消化不佳。

黄疸： 小便色深黄，为湿热内蕴。

闻

听声音

听声音包括听小儿的啼哭、咳嗽、声息、呼吸等声音的变化，以及利用听诊器倾听小儿的呼吸和心音。

啼哭声： 正常的小儿哭声洪亮而长，并有泪意。

呼吸声： 正常的小儿呼吸声节奏适中，无杂音，无阻碍。

咳嗽声： 正常的小儿咳嗽声音畅利，痰易咳出。

语言声： 正常的小儿语言声清晰响亮。

心音： 3 岁以下正常小儿的心率为每分钟100次以上。

嗅气味

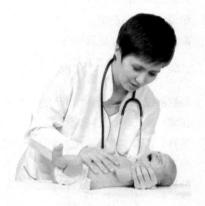

嗅气味包括通过嗅觉辨析口气、呕吐物和大、小便的气味等。

口： 正常为无异味。

呕吐物： 呕吐酸腐夹杂不消化的食物多为食积。

二便： 大便酸臭而稀多为伤食。

问

　　由于婴幼儿或者小儿对自我的感受表达不是很清楚，同时对于自己的身体状况了解不全面，因此家长要观察小儿的发病情况以及饮食情况、生活起居等。

知寒热：小儿的寒热应由父母对小儿触摸的感觉得知，如手足心热、额头热、授乳时口热等。

察二便：父母主要从小儿大便的次数、形状、颜色、质量以及多少来判断小儿的身体状况。

观饮食：小儿的饮食情况可以反映其脾胃的盛衰，主要包括吃饭和喝水的情况，同时还有口唇的干湿状况。

看睡眠：正常小儿的睡眠以安静为佳，年龄越小，睡眠时间越长。睡时盗汗、磨牙、惊厥都是身体不正常的反应。

切

　　切诊主要是父母通过在小儿身体的某些部位按或触，以了解小儿的疾病状况，主要包括脉诊和按诊两个方面。

脉诊

　　一般3岁以下的小儿以看指纹（在望诊处已有介绍）代替脉诊，3周岁以后才采用脉诊。

　　小儿一般采用"一指定三关"的切脉方法，即用一手拇指或食指面切按寸、关、尺。正常小儿脉象平和，与成人相比软而快速。

按诊

　　按诊主要是用手指触摸或者按压患儿的某些部位，以了解疾病的部位、性质和病情轻重，包括触摸、按压或叩打，检查皮肤、淋巴、头颈部、腹部、四肢以及其他位置。父母日常在帮小儿推拿时，可留心检查小儿身体上是否有触及到异常的地方。

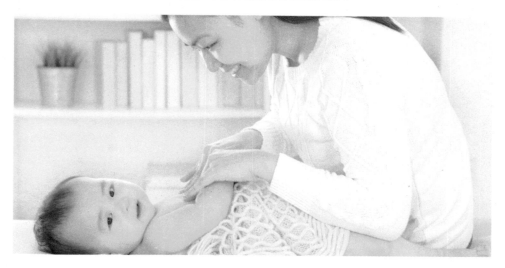

推拿对小儿的好处——父母守护孩子健康的第一课

孩子出生后，父母都希望孩子能健健康康，茁壮成长。推拿通过刺激体表或体表的穴位，可疏通气血、以外达内，有调整机体功能、增强体质、防病养生的作用，是父母守护孩子的利器。

了解小儿的健康状况防病痛

父母通过按压刺激小儿的穴位及反射区，轻则出现酸、麻、胀的感觉，重则会出现发软、疼痛的感觉，这是通过推拿作用于相对应的经络、血管和神经所发生的综合反应，因此形成了一般人"痛则不通，通则不痛"的治疗印象。此外，穴位及反射区表皮的冷热粗细、硬块肿痛和色泽等，都可成为父母了解小儿内脏健康的参考。

运气血，促排毒，助放松

推拿穴位及反射区可促进身体气血的运行，有利于排毒，还可改善皮肤吸收营养的能力和肌肉张力，使身体不紧绷，筋骨不易受伤，有助于身体放松。而人的手与手指都具备了可舒缓疲倦和疼痛的能力，特别是手指，它是人类感觉器官中最发达的部位，父母用手指给小儿推拿是最合适的了。

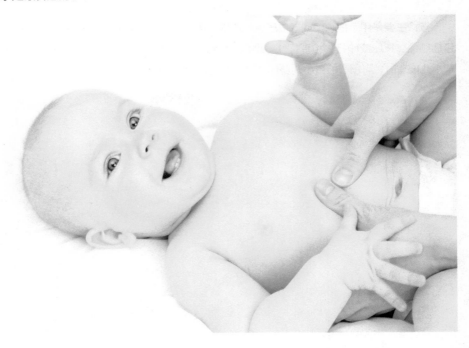

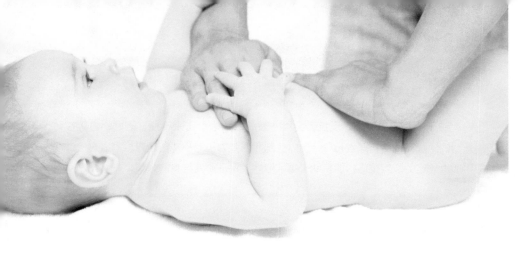

特效穴位缓不适效果佳

人体的穴位遍布全身，从头顶到脚底都有治疗疾病的特效穴位。例如，父母按压中府穴对于长期郁闷不乐，心情烦躁，时时感到胸闷气短的小儿，有立竿见影的效果。特效穴不但可以针对单一疾病做治疗，还可调理全身生理功能、强身健体，十分适合小儿平日的保健。

免疫力强，疾病少造访

长期坚持推拿能辅助增强孩子的食欲，并加强消化吸收功能。孩子吃得好，营养吸收充分，机体的免疫功能自然能得到保证，减少生病。

提高睡眠质量，生长发育有保证

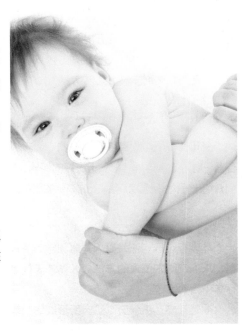

经常被父母推推按按的孩子，普遍能够顺利入睡，夜间哭闹的现象很少，睡眠质量较高。而生长激素的分泌和调节一般是在晚上进行的较旺盛，孩子安眠，有助于体内激素的分泌调节，从而利于小儿的生长发育。

培养孩子的爱心

经常被父母抚摸接触的孩子，不会感到孤单、寂寞。父母给孩子进行推拿，增加了和孩子接触交流的机会，有助于增加孩子的安全感、自信心和爱心，使他们心情舒畅、情绪稳定，避免出现紧张、恐惧的心理。

小儿经穴有特点，掌握窍门见效快

由于小儿容易哭闹、反抗，会给一般的取穴治疗带来不便。因此，古人在长期的医疗实践中，探索和总结出以头部和四肢为主的小儿特定穴位刺激方法，再加上一定的取穴技巧，能有助于精准取穴，保证小儿推拿的效果。

解密小儿的经穴特点

有些小儿经络穴位在应用方面和成人有相同之处，比如太阳、人中、关元、足三里等穴位，也有与成人截然不同的地方，比如成人推拿攒竹穴，小儿叫"推坎宫"。

小儿的特定穴位，大部分分布在肌肉纹理、节结等凹陷处，有着各种各样的形态，如孔点状：小天心、一窝风、二扇门、精宁等；从点到点的线状：三关、天河水、六腑、坎宫等；人体的某一部位呈面状：腹、胁肋、五经等。

小儿穴位的命名特点有三类：一是根据经络脏腑的名称命名，如心经、脾经、大肠经、肾经等；二是根据解剖部位命名，如四横纹、掌小横纹、天柱等；三是根据人体部位命名，如五指节、脐、腹、脊等。了解这些穴位命名的依据，有助于家长掌握这些特定穴位的定位。

施行小儿穴位疗法，穴位推拿所需要操作的时间和次数，一般要根据小儿的具体情况如年龄、体质、病情等来决定，因人而异，因病而异，酌情增减。小儿穴位疗法中最主要的5条关键经络全都在孩子的五指上，这是孩子与生俱来的巨大财富，故有"小儿百脉汇于双掌"的说法。孩子的5根手指分别对应着脾、肝、心、肺、肾，推拿孩子的5根手指就可以调理五脏，还可以防治多种小儿疾病。

帮小儿取穴的基本技巧

父母在帮小儿推拿的时候，找准穴位很重要，就是找对位置进行推拿，这样才能获得良好的保健功效。在这里，我们介绍一些大家都能够用得上的简单的寻找穴位的窍门。

● 体表标志取穴法

体表标志取穴法是以人体解剖学的各种体表标志为依据，来确定腧穴位置的方法。人体体表标志，可分为固定标志和活动标志。

固定标志：由骨节、肌肉所形成的凸起、凹陷及五官轮廓、指甲、乳头、肚脐等部位，是不受人体活动影响，固定不移的标志。如：以肚脐为标志，脐中即为神阙穴，

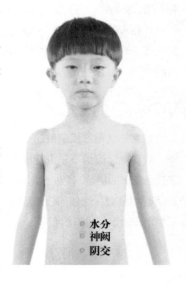

● 水分
● 神阙
● 阴交

脐中上 1 寸是水分穴，脐中下 1 寸是阴交穴，脐旁开 2 寸是天枢穴等。

活动标志：关节、肌肉、肌腱及皮肤随着活动而出现的空隙、凹陷、皱纹等部位，是在活动姿势下才会出现的，以此定位腧穴位置。如：下颌角前上方约一横指当咬肌隆起，按之凹陷处是颊车穴；让掌五指在同一平面，拇指与其余四指成 90 度，拇指根部两个肌腱间的凹陷就是阳溪穴等。

手指同身寸取穴法

手指同身寸取穴法是幼儿推拿中最简便、最常用的取穴方法。利用自身手指作为测量穴位的尺度，中医称为"同身寸"。人有高矮胖瘦，不同的人的手指尺寸也不一样。因此，找小儿身上的穴位时，要以小儿自身的手指作为参照物，切勿用大人的手指去测量。

1 寸：拇指指间关节的横向宽度。

1.5 寸：食指和中指二指指幅横宽。

2 寸：食指、中指和无名指三指指幅横宽。

3 寸：食指、中指、无名指、小指并拢，以中指近端指间关节横纹为准，四指横向宽度。

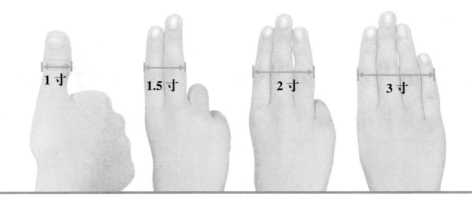

常用同身寸示意图

骨度分寸法

骨度分寸法是以骨节为标志，将两骨节之间的长度折量为一定的分寸，用以确定腧穴位置的方法。不论男女、老少、高矮、胖瘦，均可按一定的骨度分寸在其自身测量。如：眉间到前发际正中为 3 寸；头部前发际正中至后发际正中为 12 寸；两乳头间为 8 寸；脐中至耻骨联合上缘为 5 寸等。

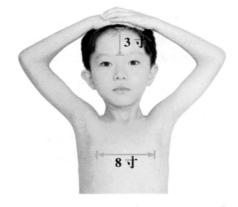

小儿推拿须知——深入了解是改善疾病的良好开端

小儿推拿属于外治疗法，因其疗效佳、相对安全无不良反应的特点，被广泛应用。但是，父母给小儿推拿之前也需要掌握一些推拿的注意事项，以免盲目推拿，给小儿造成不必要的伤害。

适宜年龄

一般来说，小儿推拿疗法主要适宜于6岁以下的小儿，6～12岁的小儿除选用小儿推拿特定穴位外，宜配合选用成人推拿的某些手法，结合体表穴位进行治疗，可取得较好的疗效。随着年龄的增大，推拿次数和操作时间可相应增加。

小儿推拿手法的基本要求

按顺序：小儿推拿疗法应按一定顺序进行，一般先头部，次上肢，再胸腹、腰背，最后下肢。

按时间：小儿推拿疗法的时间应根据各种因素决定，如小儿年龄大小、体质强弱、疾病急缓、病情轻重等。

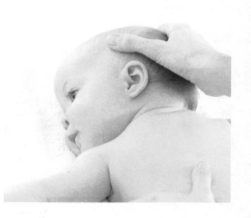

治疗次数：治疗次数因病而异，通常每日1次，高热之类的急性热病可每日2次，慢性病可隔日1次。每次10～15分钟，一般不超过20分钟。

小儿推拿注意事项

● 推拿前

明确诊断，选用穴位：采用合适的推拿手法，考虑全面，有中心，有重点。

清洁手部：推拿前父母的双手宜先洗净，剪短指甲，手上的戒指要拿下，避免伤及小儿肌肤。另外，在小儿的身上涂抹一些痱子粉或滑石粉，避免损伤小儿柔嫩的肌肤。

● 推拿中

姿势适当：让小儿尽量采取最舒适的姿势，可减少因不良的姿势所引起的酸麻反应。

力道平稳：力道不应忽快忽慢，宜平稳、缓慢进行。

推拿后

记得喝水：推拿结束后可让小儿喝 500 毫升的温开水，可促进新陈代谢，有排毒的疗效。

避免浸泡冷水：父母不可立刻用冷水给小儿洗手洗脚，一定要用温水将手脚洗净，且双脚要注意保暖。

避免剧烈运动：推拿后适当静养休息，不可进行剧烈运动，以利于经络平稳运行，以获得较好的推拿效果。

适应证和禁忌证

适应证

（1）呼吸系统如小儿感冒、咳嗽、支气管哮喘等。

（2）消化系统如婴幼儿腹泻、小儿腹痛、小儿呕吐、小儿疳积等。

（3）泌尿系统如小儿遗尿、膀胱湿热等。

（4）其他系统如惊风、夜啼、小儿麻痹症等。

禁忌证

（1）急性传染病如水痘、肝炎、肺结核、猩红热等。

（2）各种恶性肿瘤的局部，极度虚弱的危重病及严重的心脏、肝脏、肾脏病等。

（3）各种皮肤病患处，及皮肤破损处（如烧伤、烫伤）等。

（4）正在出血、内出血等出血性疾病。

（5）骨与关节结核、化脓性关节炎、骨折早期和截瘫初期等。

（6）诊断不明，不知其治疗原则的疾病。

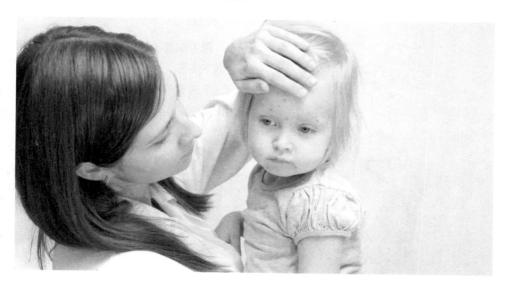

手法仔细看——小儿推拿的必备功课

小儿推拿的基础手法众多，不同的穴位搭配不同的手法进行操作，治疗效果有差异。本节为家长介绍了一些常用的小儿基础推拿和复式操作手法，帮助家长迈出为宝宝推拿的第一步。

基础手法逐个看

推法

直推法： 用拇指、食指或中指任一手指指腹在皮肤上做直线推动。

旋推法： 用拇指指腹在皮肤上做顺逆时针推动。

分推法： 用双手拇指指腹按在穴位上，向穴位两侧方向推动。

手法要领： 力度由轻至重，速度由慢至快。对初次接受治疗者需观察反应，随时询问其感觉，以便调节力度和速度。

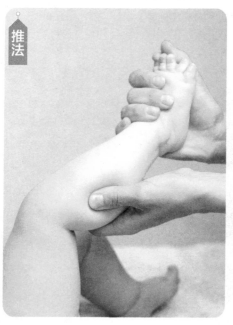

推法

拿法

用拇指与食指、中指或其他手指相对做钳形，捏住某一部位或穴位，做一收一放或持续的揉捏动作。

手法要领： 腕放松灵活，要由轻到重，再由重到轻。力量集中于指腹和手指的整个掌面着力。

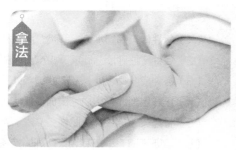

拿法

按法

用手指或手掌在身体某处或穴位上用力向下按压。

手法要领： 按压的力量要由轻至重，力度要均匀，不可突然用力。

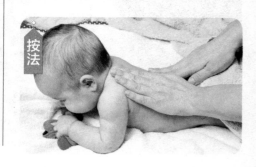

按法

● 摩法

用手指指腹或手掌在身体某一部位或穴位上，做皮肤表面顺、逆时针方向的回旋摩动。

手法要领：指或掌不要紧贴皮肤，在皮肤表面做回旋性的摩动，作用力温和而浅，仅达皮肤与皮下。

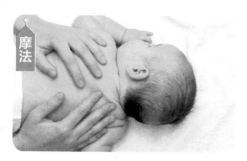

● 掐法

用拇指、中指或食指在身体某个部位或穴位上，做深入并持续的掐压。

手法要领：力度需由小到大，使其作用由浅到深的渗透。

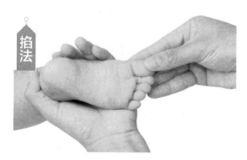

● 揉法

用指端或大鱼际或掌根或手肘，在穴位或某一部位上做顺逆时针方向旋转揉动。

手法要领：手指和手掌应紧贴皮肤，与皮肤之间不能移动，而皮下的组织被揉动，幅度可逐渐扩大。

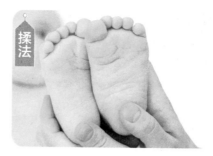

● 运法

以拇指或食指指腹的螺纹面着力，附着在施术部位或穴位上，做由此向彼的弧形运动，或在穴位的周围做周而复始的环形运动。

手法要领：宜轻不宜重，宜缓不宜急，要在体表旋转摩擦推动，不带动深层肌肉组织。

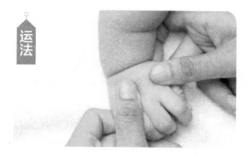

● 搓法

用双手在肢体上相对用力进行搓动的一种手法。

手法要领：频率一般 30 ~ 50 次 / 分，搓动速度开始时由慢而快，结束时速度应由快而慢。

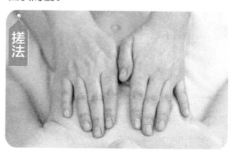

摇法

以关节为轴心，做肢体顺势轻巧的缓慢回旋运动。

手法要领：摇动的动作要缓和稳妥，速度要慢，幅度应由小到大，并要根据病情，适可而止。

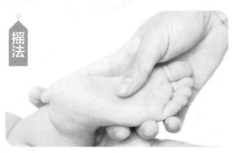

捏法

用拇指和食指、中指相对，挟提皮肤，双手交替捻动，向前推进。

手法要领：力度可轻可重，速度可快可慢。可单手操作，也可双手操作。

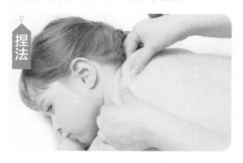

擦法

用手指或手掌或大、小鱼际在皮肤上进行直线来回摩擦的一种手法。

手法要领：在操作时多用介质润滑，防止皮肤受损。以皮肤发红为度，切忌用力过度。

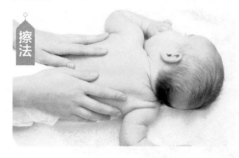

捣法

用中指指端，或食指、中指屈曲的指间关节，做有节奏的叩击穴位的方法。

手法要领：操作时以腕关节屈伸为主动，捣击时位置要准确。

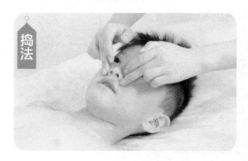

复式操作手法

黄蜂入洞

用食指或中指的指端着力，紧贴在患儿鼻翼内侧下缘处（口禾髎），以腕关节为主动，带动着力部位做不间断地揉动50～100次。

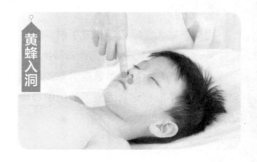

揉耳摇头

用拇指、食指着力捻揉小儿耳垂，再用双手捧住小儿头部，轻轻摇动。

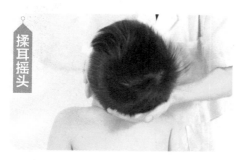

揉耳摇头

猿猴摘果

两手拇指与食指、中指相对撮捏小儿螺蛳骨（腕横纹两侧端）上皮，一扯一放，反复 30 ～ 50 次。

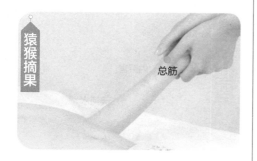

猿猴摘果

总筋

双凤展翅

用食指、中指夹小儿双耳尖向上提，再用拇指掐按印堂、太阳、人中、承浆和牙关。

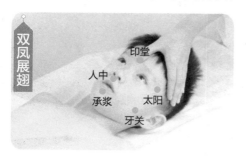

双凤展翅

印堂
人中
承浆　太阳
牙关

苍龙摆尾

右手持小儿食指、中指、无名指三指，左手自总筋至肘部来回搓揉几次后，拿住肘部，右手持小儿三指频频摇动。

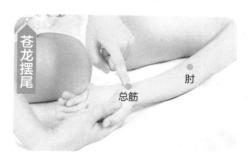

苍龙摆尾

总筋　　肘

凤凰展翅

用两手食指、中指固定小儿腕部，同时用拇指掐小儿精宁、威灵，并上下摇动犹如凤凰展翅状，摇 20 ～ 50 次。

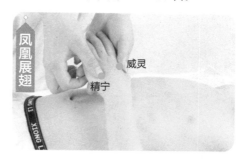

凤凰展翅

威灵
精宁

二龙戏珠

用手指按捏阴池和阳池，往上按捏至曲池，寒证重按阳池，热证重按阴池。最后捏拿阴池和阳池，摇动小儿食指、无名指端。

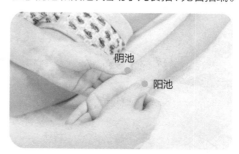

阴池
阳池

赤凤点头

用左手托小儿肘尖，右手捏小儿中指上下摇动，如赤凤点头状，摇20～30次。

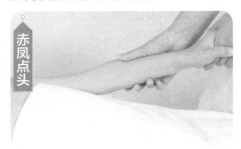

运土入水

先用左手托住小儿的手掌，使其掌心向上，再用右手拇指外侧缘自小儿拇指指端的脾经，沿手掌边缘，经小天心、掌小横纹，推运至小儿小指指端的肾经，运100～300次。

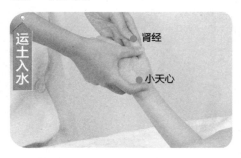

运水入土

左手托小儿手掌，掌心向上，用右手拇指自小儿肾经，沿手掌边缘，经掌小横纹、小天心，推运至脾经，运100～300次。

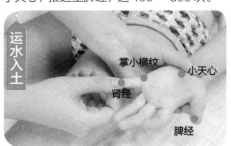

按弦搓摩

用掌部在小儿胁肋上搓摩，从上而下多次。

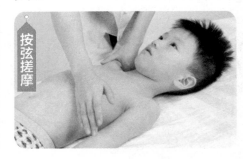

打马过河

用左手捏住小儿四指，掌心向上，再以右手拇指螺纹面运内劳宫，然后屈曲小儿四指向上，用左手握住，再以食指、中指的指端沿着天河水向上一起一落拍打至洪池为1次，拍打10～20次。

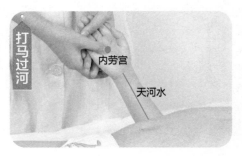

总收法

用手指掐揉小儿肩井，再用手拿住小儿食指和无名指使上肢摇动数次。此法用于各推拿操作之后，或治疗结束之前。

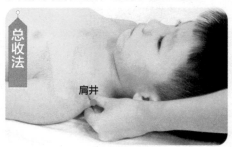

推拿手法的清补

方向清补法

在穴位上做向心性方向直推为补，如推五经，向指根方向为补；离心性方向直推为清，如推五经，向指尖方向为清。

顺着经脉走向操作为补，逆着经脉走向操作为清。

使用摇法和推法时，向里为补，向外为清。

在穴位上来回推，或左右各推半数，为平补平清。

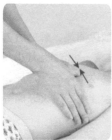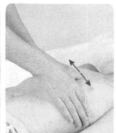

向心直推为补，离心直推为清

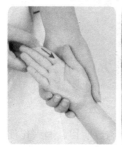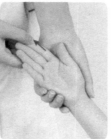

向指根方向为补，向指尖方向为清

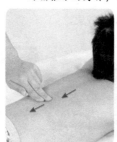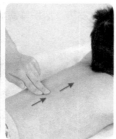

顺经操作为补，逆经操作为清

快慢清补法

一般认为，操作频率缓慢者为补，操作频率快疾者为清。

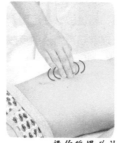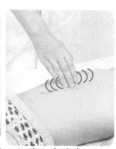

操作缓慢为补，操作快疾为清

次数清补法

一般而言，手法次数少者为补法，手法次数多者为泻法。

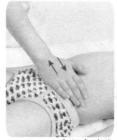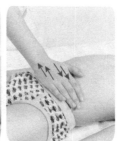

次数少为补，次数多为清

轻重清补法

手法轻重，指在穴位上操作时用力的大小。轻手法为补，重手法为清。

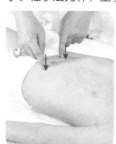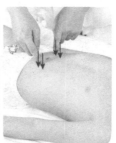

轻手法为补，重手法为清

对症加介质，小儿推拿效果增

小儿推拿介质的选用恰当与否，关系着最终的治疗效果。需要注意的是，小儿的皮肤幼嫩，易过敏，在运用介质进行大面积推拿前，父母应蘸取少许介质到小儿皮肤上，观察是否有过敏反应。

汁剂

即挤压药材鲜品等取汁，亦可加少量清水做成水剂。

大葱汁：大葱有发汗解表、通阳利水的作用。蘸其汁进行推拿，可增强治疗风寒头痛、鼻塞、流清涕等病症的效果。

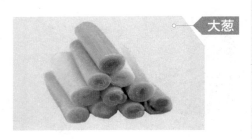
大葱

生姜汁：生姜有解表散寒、温中止呕的作用。蘸其汁进行推拿，可增强治疗风寒感冒、头痛无汗、背冷项强、咳喘、胃寒呕吐、腹部冷痛等病症的效果。

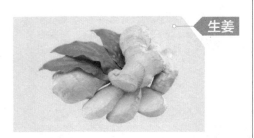
生姜

大蒜汁：大蒜有温中健脾、杀虫止痒的作用。蘸其汁进行推拿，可增强治疗小儿感冒、咳嗽、疹子瘙痒红肿等病症的效果。

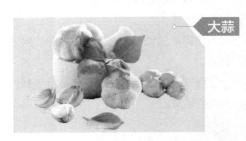
大蒜

薄荷汁：薄荷有散风清热、解郁透表的作用。蘸其汁进行推拿，可增强治疗小儿外感风热、头痛、鼻塞、发热、汗出恶风、咽喉肿痛、咽痒、口腔溃疡、风火牙痛等病症的效果。

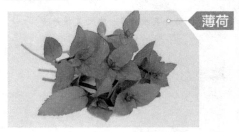
薄荷

荸荠汁：荸荠有清热明目、消积化痰的作用。蘸其汁进行推拿，可增强治疗小儿脾虚发热、疳积等病症的效果。

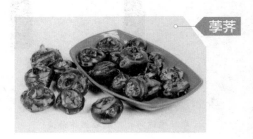
荸荠

藿香汁：藿香有解暑化浊、理气和中的作用。蘸其汁进行推拿，可缓解小儿中暑头痛、恶心、呕吐等病症。

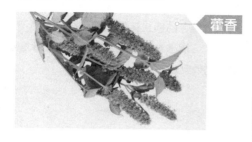

藿香

荷叶汁：荷叶有升发清阳、清热解暑、散瘀止血的作用。蘸其汁进行推拿，可增强治疗小儿夏季中暑、头痛、头胀、不思饮食等病症的效果。

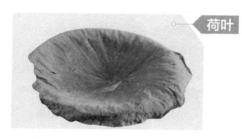

荷叶

莲藕汁：生莲藕有清热生津、凉血散瘀的作用。蘸其汁进行推拿，可增强治疗小儿疳积、肌肤瘙痒等病症的效果。

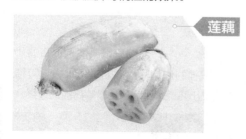

莲藕

鸡蛋清：鸡蛋清有补益脾胃、润泽肌肤、消肿止痛的作用。蘸蛋清进行推拿，可增强治疗小儿发热、咳嗽、疳积、皮肤干燥等病症的效果。

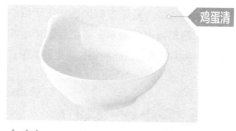

鸡蛋清

水剂

水剂是用温水浸泡某些药物的水溶液（浸泡时应不断搅拌）。一般来说，花草叶类的药物需浸泡20 ~ 30分钟，如麻黄、菊花、淡竹叶等；木质类的药物浸泡时间较长，约1小时或更长时间。

麻黄浸液：麻黄有发汗解表、平喘利尿的作用。蘸其液进行推拿，可增强治疗小儿风寒感冒表实证之发热无汗、头身疼痛等病症的功效。

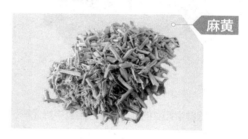

麻黄

桂枝浸液：桂枝有解肌发汗、温经通阳的作用。蘸其液进行推拿，可增强治疗小儿风寒感冒、头痛、小便不利等病症的效果。

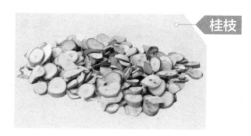

桂枝

菊花浸液：菊花有散风清热、明目的作用。蘸其液进行推拿，可增强治疗小儿感冒、头痛发热、目赤肿痛等病症的效果。

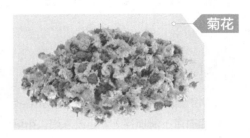

菊花

淡竹叶浸液：淡竹叶有清心除烦、利尿解渴的作用。蘸其液进行推拿，可增强治疗小儿发热、烦躁等病症的效果。

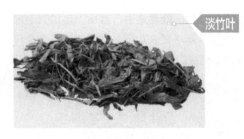

淡竹叶

乳汁

取健康妇女的乳汁，亦可用鲜牛奶代替。乳汁有补虚益气、清热润燥、滋阴血、益心气、和肠胃的作用。蘸乳汁进行推拿，可增强治疗小儿目赤流泪、疳积、腹痛、腹胀、腹泻等病症的效果。

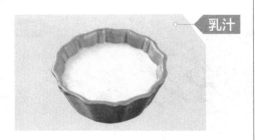

乳汁

粉剂

最常用的粉剂是滑石粉或以滑石粉为主的粉剂，如婴儿痱子粉等，有清热渗湿、润滑皮肤、防损止痒的作用。推拿时使用粉剂，可增强治疗小儿发热、皮肤瘙痒等病症的效果。

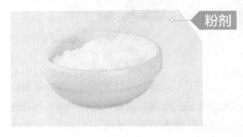

粉剂

油剂

油剂是用生活中常见的油类作为介质，最常用的有芝麻油、清凉油等。

芝麻油：芝麻油有补虚健脾、润燥的作用。蘸此油进行摩腹、揉脐、推脊，可增强治疗小儿疳积、腹胀等病症的效果。

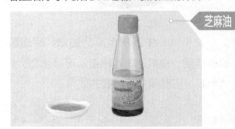

芝麻油

清凉油：清凉油有散风消肿、止痛止痒、醒神的作用。蘸此油进行推拿，可增强治疗小儿夏季中暑、头晕等病症的效果。

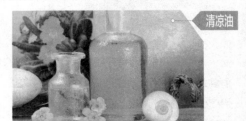

清凉油

PART 2
图解小儿特效穴
——孩子身上的"灵丹妙药"

孩子免疫力较弱，抵抗力较差，容易生病，但父母也不必过于担心，因为他们自身就有强身健体、防治疾病的"灵丹妙药"，那就是经穴。父母日常和孩子沟通交流的时候，也可根据宝宝的身体情况做一些相关的推拿，在增进感情的同时，也可帮助孩子防病治病。

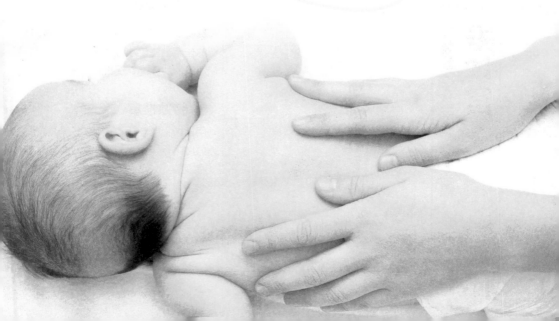

01

开天门

特效提示 ▶ 解表发汗止头痛

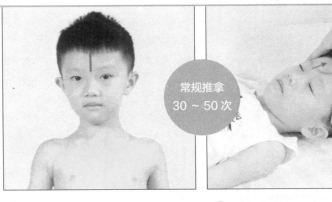

常规推拿
30 ~ 50 次

① 穴位定位

位于两眉中间至前发际成一直线。

② 功效主治

具有解表发汗、明目止痛、开窍醒神的作用。主治小儿头痛、小儿惊风、小儿发热、感冒、精神萎靡、惊烦不安等病症。

③ 特效推拿

用拇指指腹从眉心推至前发际，以额头皮肤微微发红为度，常规推拿30 ~ 50 次。长期推拿，可缓解小儿头痛、惊风等病症。

02

推坎宫

特效提示 ▶ 疏风解表止头痛

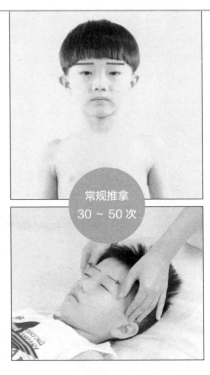

常规推拿
30 ~ 50 次

① 穴位定位

位于眉头至两眉梢成一横线。

② 功效主治

具有疏风解表、清热止痛、醒脑明目的作用。主治小儿发热、小儿头痛、惊风、目赤痛、弱视、斜视等病症。

③ 特效推拿

用拇指指腹自眉心向眉梢分向推动，力度由轻至重，以眉心微微发红为度，常规推拿 30 ~ 50 次。长期推拿，可缓解小儿发热、头痛、目痛等病症。

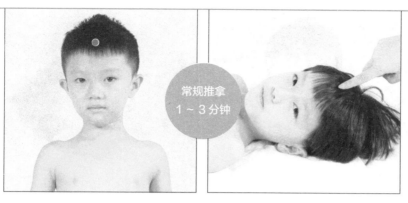

常规推拿
1～3分钟

03

点按上星

特效提示 ▶ 熄风清热、宁神通鼻

1 穴位定位

位于头部，当前发际正中直上1寸。

2 功效主治

具有熄风清热、宁神通鼻的作用。主治小儿头痛、目赤肿痛、疟疾、热病、鼻炎、鼻出血等病症。

3 特效推拿

用食指（或拇指）指腹点按上星1～3分钟，以局部有酸胀感为度。每天坚持推拿，可缓解小儿目赤肿痛、疟疾、鼻炎、鼻出血等病症。

---

1 穴位定位

位于头部，当前发际正中直上0.5寸，感觉有个凹下去的地方即是。

2 功效主治

具有宁神醒脑、降逆平喘的作用。主治小儿打嗝、咳喘、急性鼻炎、泪腺炎、小儿鼻塞、流清涕、口眼㖞斜等病症。

3 特效推拿

用拇指指腹先顺时针再逆时针方向揉按天庭2～3分钟，每天1～2次。长期推拿，可缓解小儿咳喘、鼻塞等病症。

揉按天庭

特效提示 ▶ 宁神醒脑、降逆平喘

常规推拿
2～3分钟

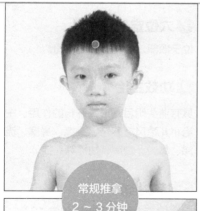

05

揉按天心

特效提示 疏风解表、镇惊安神

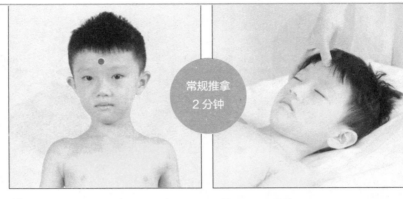

常规推拿
2分钟

❶ 穴位定位

位于额头正中，头发的下方部位。

❷ 功效主治

具有疏风解表、镇惊安神的作用。主治小儿头痛、眩晕、失眠、鼻窦炎、鼻塞、小儿发热、流涕等病症。

❸ 特效推拿

用拇指指腹先顺时针再逆时针方向揉按天心2分钟，每天2次。长期推拿，可缓解小儿头痛、鼻塞、流涕、发热等病症。

06

揉按印堂

特效提示 清头明目、通鼻开窍

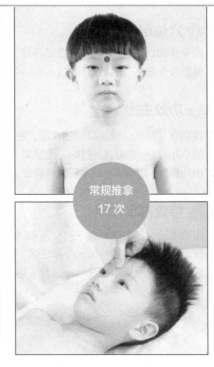

常规推拿
17次

❶ 穴位定位

位于额部，当两眉头之中间。

❷ 功效主治

具有清头明目、通鼻开窍的作用。主治小儿惊风、感冒、头痛、鼻塞、流涕、鼻炎、昏厥、抽搐等病症。

❸ 特效推拿

用食指、中指指腹点揉印堂12次，再用拇指指甲掐按印堂5次，以局部皮肤潮红为度。长期推拿，可缓解小儿惊风、感冒、头痛、鼻塞、目痛等病症。

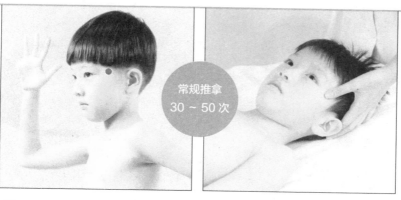

常规推拿
30 ~ 50 次

07

特效提示 ▶ 宁神醒脑、祛风止痛

揉按太阳

❶ 穴位定位

位于耳郭前面，前额两侧，外眼角延长线的上方。

❷ 功效主治

具有宁神醒脑、祛风止痛的作用。主治小儿头痛、偏头痛、眼睛疲劳、牙痛、发热、惊风、目赤痛等病症。

❸ 特效推拿

用拇指指腹以顺时针的方向揉按太阳30 ~ 50 次，以局部皮肤潮红为度。长期推拿，可缓解小儿头痛、偏头痛等病症。

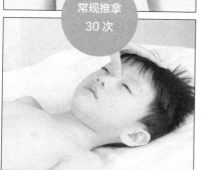

常规推拿
30 次

特效提示 ▶ 醒目定神开关窍

掐按山根

❶ 穴位定位

位于两眼内眦连线中点与印堂之间的斜坡上。

❷ 功效主治

具有醒目定神、疏通经络、开窍醒脑的作用。主治小儿惊风、昏迷、抽搐、目赤肿痛、鼻塞不通等病症。

❸ 特效推拿

用拇指指端掐按山根30 次，以局部有酸痛感为度。每天坚持推拿，可缓解小儿惊风、昏迷、抽搐、目赤肿痛等病症。

09

掐按准头

特效提示 疏风解表治鼻炎

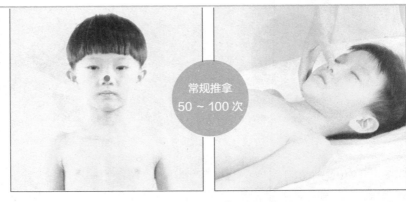

常规推拿
50 ~ 100 次

❶ 穴位定位

位于鼻尖端。

❷ 功效主治

具有疏风解表、清热消炎的作用。主治小儿发热、头痛、鼻炎、夜啼、慢惊风等病症。

❸ 特效推拿

用拇指指端掐按准头 3 ~ 5 次，然后用中指顺时针方向揉按 50 ~ 100 次以局部有酸痛感为度，每天操作 2 ~ 3 次，可缓解小儿发热、头痛、鼻炎、夜啼、慢惊风等病症。

10

掐按延年

特效提示 疏风解表开关窍

❶ 穴位定位

位于两眼内眦连线中点之下二分的鼻梁上。

❷ 功效主治

具有疏风解表、开窍醒脑的作用。主治小儿感冒、鼻干、鼻塞、慢惊风等病症。

❸ 特效推拿

用拇指指端掐按延年 3 ~ 5 次，再用拇指指腹自延年向两鼻翼分推 30 ~ 50 次。每天推拿，可缓解小儿鼻干、感冒、鼻塞、慢惊风等病症。

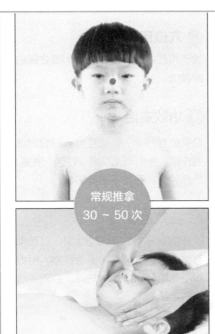

常规推拿
30 ~ 50 次

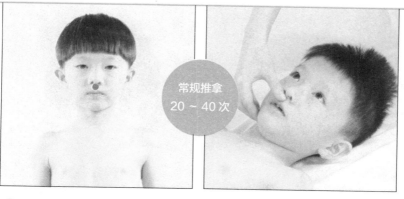

常规推拿
20 ~ 40 次

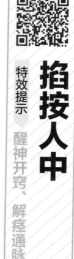

11

特效提示 醒神开窍、解痉通脉

掐按人中

① 穴位定位

位于面部，当人中沟的上 1/3 与中 1/3 交点处。

② 功效主治

具有醒神开窍、解痉通脉的作用。主治小儿惊风、昏迷、中暑、窒息、惊厥、抽搐、口眼㖞斜等病症。

③ 特效推拿

用拇指指端掐按人中 20 ~ 40 次，以局部有酸痛感为度。本穴主要用于急救，对人事不省、惊厥、抽搐掐之有效，多与掐十宣、掐老龙等合用。

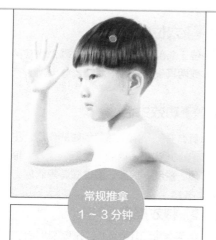

常规推拿
1 ~ 3 分钟

12

特效提示 补气壮阳清头目

揉按目窗

① 穴位定位

位于头部，当前发际上 1.5 寸，头正中线旁开 2.25 寸。

② 功效主治

具有补气壮阳、明目安神的作用。主治小儿头痛、目眩、癫痫、目赤肿痛等病症。

③ 特效推拿

将食指、中指伸直并拢，用指腹揉按目窗 1 ~ 3 分钟，以局部皮肤发热为度。每天坚持推拿，可缓解小儿头痛、目眩、目赤肿痛等病症。

13

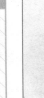

揉按前顶

特效提示 清热泻火宁神

常规推拿
2 ~ 6 分钟

❶ 穴位定位

位于头部，当前发际正中直上 3.5 寸（百会前 1.5 寸）。

❷ 功效主治

具有清热泻火、宁神定惊的作用。主治小儿头痛、头晕、目眩、目赤肿痛、惊痫等病症。

❸ 特效推拿

将食指、中指并拢，用指腹按揉前顶 1 ~ 3 分钟，再用拇指按压 1 ~ 3 分钟，以局部有酸胀感为度。每天坚持推拿，可缓解小儿头晕、目眩、目赤肿痛等病症。

14

揉按百会

特效提示 升阳举陷、益气固脱

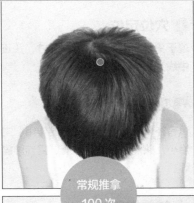

常规推拿
100 次

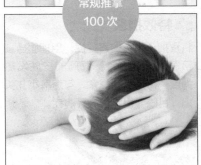

❶ 穴位定位

位于头部，当前发际正中直上 5 寸，或两耳尖连线的中点处。

❷ 功效主治

具有升阳举陷、益气固脱的作用。主治小儿头痛、目眩、失眠、焦躁、惊风、脱肛、遗尿、慢性腹泻等病症。

❸ 特效推拿

将手掌置于百会上，先以顺时针方向揉按 50 次，再以逆时针方向揉按 50 次，每天 2 ~ 3 次。长期推拿，可缓解小儿头痛、头重脚轻、目眩、失眠等病症。

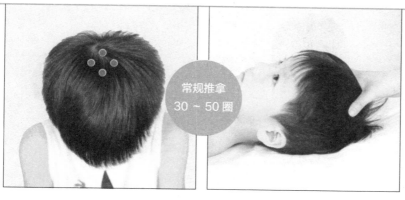

常规推拿
30 ～ 50 圈

特效提示　益智补脑止头痛

揉按四神聪

1 穴位定位

位于头顶部，当百会前后左右各 1 寸，共 4 穴。

2 功效主治

具有益智补脑、安神止痛的作用。主治小儿多动症、大脑发育不全、头痛、眩晕、失眠、夜啼等病症。

3 特效推拿

用拇指指腹依次沿着 4 个四神聪穴位边揉按边绕圈，揉按 30 ～ 50 圈，力度由轻至重，按到四神聪时重按。长期推拿，可缓解小儿多动症、头痛、眩晕、失眠等病症。

特效提示　疏肝利胆、降浊升清

揉按脑户

1 穴位定位

位于后发际正中直上 2.5 寸，风府上 1.5 寸，枕外隆凸的上缘凹陷处。

2 功效主治

具有疏肝利胆、降浊升清的作用。主治小儿头重、头痛、目赤肿痛、目外眦痛、牙痛等病症。

3 特效推拿

将食指、中指并拢，用指腹以顺时针方向揉按脑户 3 ～ 5 分钟，以局部有酸胀感为度。每天坚持推拿，可缓解小儿头痛、目赤肿痛、牙痛等病症。

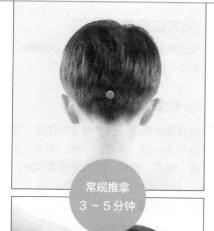

常规推拿
3 ～ 5 分钟

17

揉按强间

特效提示 行气、化痰、活血

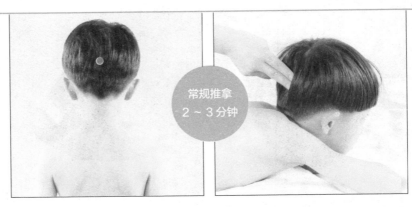

常规推拿 2 ~ 3 分钟

1 穴位定位

位于头部，当后发际正中直上4寸（脑户上1.5寸）。

2 功效主治

具有行气、化痰、活血的作用。主治小儿头痛、目眩、头晕、失眠、烦躁不安等病症。

3 特效推拿

将食指、中指并拢，用指腹以顺时针方向揉按强间2 ~ 3分钟，力度逐渐加重，以局部有酸胀感为度。每天坚持推拿，可缓解小儿头晕、目眩、失眠等病症。

18

揉按风府

特效提示 散热吸湿、通关开窍

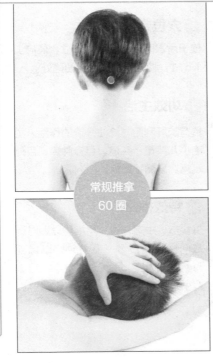

常规推拿 60 圈

1 穴位定位

位于后发际正中直上1寸，枕外隆凸直下，两侧斜方肌之间凹陷中。

2 功效主治

具有散热吸湿、通关开窍的作用。主治小儿头痛、鼻塞、发热、流涕、头晕、癫痫、痴呆、咽喉肿痛等病症。

3 特效推拿

将拇指指腹放在风府上，先以顺时针方向揉按30圈，再以逆时针方向揉按30圈。长期推拿，可缓解小儿头痛、鼻塞等病症。

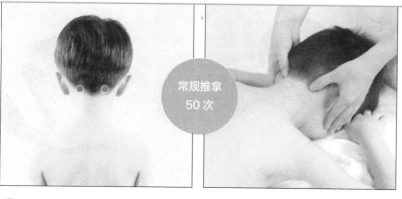

常规推拿
50 次

特效提示　发汗解表、祛风散寒

揉按风池

① 穴位定位

位于项部，当枕骨之下，与风府相平，胸锁乳突肌与斜方肌上端之间的凹陷处。

② 功效主治

具有发汗解表、祛风散寒的作用。主治小儿感冒、头痛、发热等病症。

③ 特效推拿

用拇指、食指用力提拿风池，有节奏地一松一放 20 次，然后食指按在风池上，以顺时针方向揉按 30 次，以局部有酸胀感为度。长期推拿，可缓解小儿落枕、背痛、发热无汗等病症。

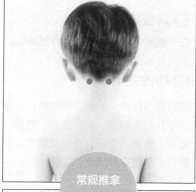

常规推拿
100 ~ 200 次

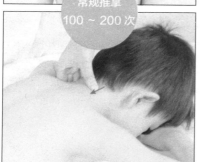

特效提示　祛风散寒、降逆止呕

推天柱

① 穴位定位

位于项部，大筋（斜方肌）外缘之后发际凹陷中，约当后发际正中旁开1.3 寸。

② 功效主治

具有祛风散寒、降逆止呕的作用。主治小儿项强、头痛、发热、惊风、呕吐等病症。

③ 特效推拿

用拇指指腹自上而下直推天柱100 ~ 200 次，力度由轻至重，以局部皮肤潮红为度。长期推拿，可缓解小儿项强、发热、惊风、呕吐等病症。

21

揉鱼腰

特效提示 ▷ 镇惊安神、疏风通络

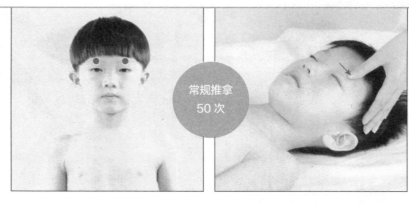

常规推拿
50 次

❶ 穴位定位

位于额部，瞳孔直上，眉毛中。

❷ 功效主治

具有镇惊安神、疏风通络的作用。主治小儿口眼㖞斜、目赤肿痛、眼睑跳动、眼睑下垂、近视、急性结膜炎、眉棱骨痛等病症。

❸ 特效推拿

用拇指指腹沿着眉毛的弧度推按到太阳 50 次，推到鱼腰处用力以顺时针方向揉 2 次。长期推拿，可缓解小儿目赤肿痛、眉棱骨痛等病症。

22

提拿睛明

特效提示 ▷ 降温除浊、明目安神

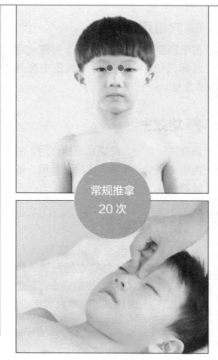

常规推拿
20 次

❶ 穴位定位

位于面部，目内眦角稍上方凹陷处。

❷ 功效主治

具有降温除浊、明目安神的作用。主治小儿目赤肿痛、迎风流泪、青盲、夜盲、色盲、近视、慢性结膜炎、泪囊炎、角膜炎等病症。

❸ 特效推拿

将拇指、食指分别按在睛明上，用力提拿睛明，有节奏地一捏一放 20 次。每天坚持推拿，可缓解小儿目赤肿痛、迎风流泪、夜盲、近视等病症。

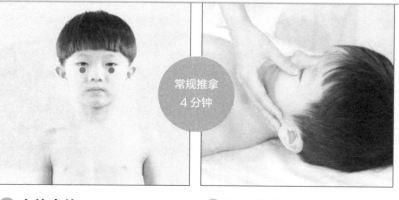

常规推拿
4分钟

特效提示　明目定神防近视

揉按承泣

① 穴位定位

位于面部，瞳孔直下，当眼球与眶下缘之间。

② 功效主治

具有明目定神、舒经活络的作用。主治小儿近视、目赤肿痛、流泪、夜盲、口眼㖞斜等病症。

③ 特效推拿

用拇指指腹先以顺时针方向揉按承泣2分钟，再以逆时针方向揉按2分钟，力度适中。长期推拿，可缓解小儿近视、目赤肿痛、夜盲、流泪等病症。

---

① 穴位定位

位于面部，瞳孔直下，眶下孔凹陷处。

② 功效主治

具有祛风明目、通经活络的作用。主治小儿目赤肿痛、口眼㖞斜、青光眼、夜盲、鼻窦炎、胆道蛔虫症、头痛、眩晕等病症。

③ 特效推拿

用拇指指腹先以顺时针方向揉按四白2分钟，再以逆时针方向揉按2分钟，力度适中。长期推拿，可缓解小儿目赤肿痛、头晕目眩等病症。

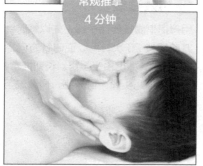

常规推拿
4分钟

特效提示　祛风明目、通经活络

揉按四白

25

抹球后

特效提示 清热明目、调理气血

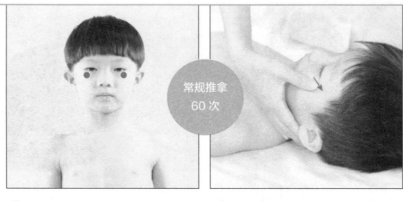

常规推拿
60 次

1 穴位定位

位于面部，当眶下缘外 1/4 与内 3/4 交界处。

2 功效主治

具有清热明目、调理气血的作用。主治小儿视神经萎缩、色觉异常、近视、青光眼、内斜视等病症。

3 特效推拿

用拇指指腹平伏按于球后，以均衡的压力抹向太阳，来回方向各抹 30 次。长期推拿，可缓解小儿视神经萎缩、色觉异常、近视、青光眼等病症。

26

揉按瞳子髎

特效提示 降浊祛湿、养肝明目

1 穴位定位

位于面部，目外眦旁，当眶外侧缘处。

2 功效主治

具有降浊祛湿、养肝明目的作用。主治小儿头痛、目赤、目痛、怕光、迎风流泪、视力减退等病症。

3 特效推拿

用拇指指腹按压瞳子髎，先以顺时针方向揉按 20 次，再以逆时针方向揉按 20 次，力度由轻至重。长期推拿，可缓解小儿头痛、目赤痛、迎风流泪等病症。

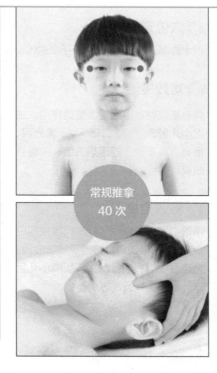

常规推拿
40 次

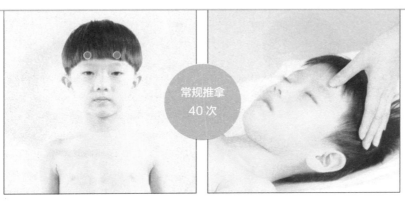

常规推拿
40 次

特效提示 清头明目、祛风泻热

揉按阳白

① 穴位定位

位于前额部，瞳孔直上，眉上 1 寸。

② 功效主治

具有清头明目、祛风泻热的作用。主治小儿头痛、感冒、目眩、目痛、视物模糊、眼睑跳动、眼睑下垂、口眼㖞斜、夜盲等病症。

③ 特效推拿

用拇指指腹按压阳白，先以顺时针方向揉按 20 次，再以逆时针方向揉按 20 次，力度由轻至重。长期推拿，可缓解小儿头痛、感冒等病症。

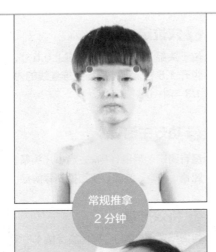

常规推拿
2 分钟

特效提示 降浊除湿止头痛

揉按丝竹空

① 穴位定位

位于面部，当眉梢凹陷处。

② 功效主治

具有降浊除湿、明目止痛的作用。主治小儿头痛、目眩、目赤肿痛、眼睑跳动、癫痫、视物不明、牙痛、面神经麻痹、小儿惊风等病症。

③ 特效推拿

用拇指指腹以顺时针方向揉按丝竹空 2 分钟，力度逐渐加重。每天坚持推拿，可缓解小儿头痛、目眩、目赤痛等病症。

29

揉按迎香

特效提示 ▷ 祛风通窍治鼻炎

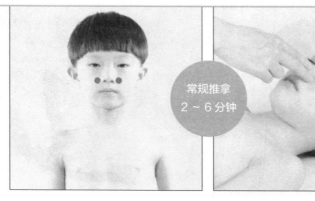

常规推拿
2 ~ 6 分钟

① 穴位定位

位于鼻翼外缘中点旁，当鼻唇沟中。

② 功效主治

具有祛风通窍的作用。主治小儿感冒、鼻出血、口喝及慢性鼻炎等引起的鼻塞、流涕、呼吸不畅等病症。

③ 特效推拿

用中指指腹垂直按压在迎香上，以顺时针方向揉按 1 ~ 3 分钟，再以逆时针方向揉按 1 ~ 3 分钟，每天 2 次。长期推拿，可缓解小儿感冒、鼻炎等病症。

30

揉按曲差

特效提示 ▷ 通窍明目

常规推拿
1 ~ 3 分钟

① 穴位定位

位于头部，当前发际正中直上 0.5 寸，旁开 1.5 寸，即神庭与头维连线的内 1/3 与中 1/3 交点上。

② 功效主治

具有通窍明目的作用。主治小儿头晕、眩晕、鼻塞、咳喘、视物模糊等病症。

③ 特效推拿

将拇指置于曲差上，用指腹揉按 1 ~ 3 分钟，以局部有酸胀感为度。每天坚持推拿，可缓解小儿头晕、头痛、鼻塞、咳嗽等病症。

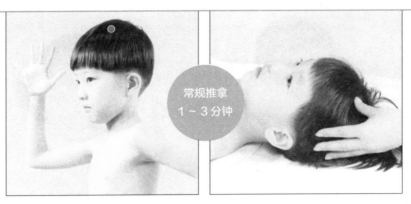

常规推拿
1～3分钟

① 穴位定位

位于头部，当前发际正中线上4寸，旁开1.5寸。

② 功效主治

具有清热祛风、通利鼻窍的作用。主治小儿头痛、眩晕、鼻塞等病症。

③ 特效推拿

将拇指置于通天上，用指腹揉按1～3分钟，以局部有酸胀感为度。每天坚持推拿，可缓解小儿头痛、眩晕、鼻塞等病症。

31

特效提示

揉按通天

清热祛风、通利鼻窍

---

① 穴位定位

位于面部，当颏唇沟的正中凹陷处。

② 功效主治

具有生津敛液、舒经活络的作用。主治小儿口眼㖞斜、齿痛、龈肿、流涎、口舌生疮、小便不禁等病症。

③ 特效推拿

用拇指指端在承浆上用力向下按压，力度要由轻至重，有一定压迫感后，持续一段时间，再慢慢放松，如此重复30次。长期推拿，可缓解小儿齿痛、龈肿等病症。

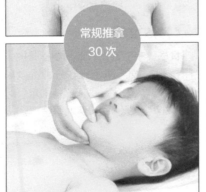

常规推拿
30次

32

特效提示

按压承浆

生津敛液、舒经活络

33

揉按颊车

特效提示 祛风清热止牙痛

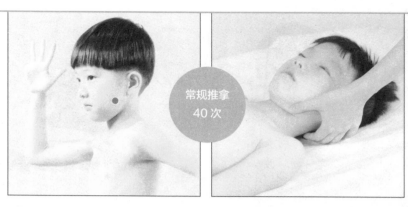

常规推拿 40 次

❶ 穴位定位

位于面颊部，下颌角前上方约一横指（中指），当咀嚼时咬肌隆起，按之凹陷处。

❷ 功效主治

具有祛风清热、消炎止痛的作用。主治牙髓炎、下颌关节炎等病症。

❸ 特效推拿

用拇指指腹平伏按于颊车，以均衡的压力抹向耳后约 20 次，然后点按在颊车上，以顺时针方向揉按 20 次。长期推拿，可缓解小儿牙髓炎、腮腺炎等病症。

34

揉按天冲

特效提示 祛风定惊、清热消肿

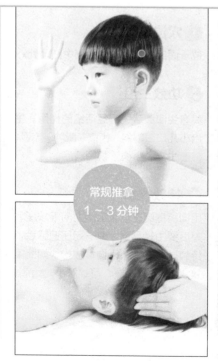

常规推拿 1～3分钟

❶ 穴位定位

位于头部，耳根后缘直上，入发际 2 寸，率谷后 0.5 寸。

❷ 功效主治

具有祛风定惊、清热消肿的作用。主治头痛、牙龈肿痛、癫痫等病症。

❸ 特效推拿

将食指、中指、无名指、小指并拢，用指腹揉按天冲 1～3 分钟，以局部皮肤发热为度。每天坚持推拿，可缓解小儿牙龈肿痛、头痛等病症。

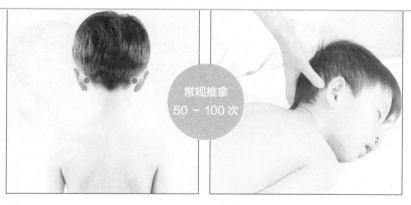

常规推拿
50 ~ 100 次

特效提示　疏风解表止头痛

揉按耳后高骨

1 穴位定位

位于耳后入发际高骨下的凹陷中，即乳突后缘下陷中。

2 功效主治

具有疏风解表、安神止痛的作用。主治小儿感冒、头痛、惊风、烦躁不安等病症。

3 特效推拿

用拇指指腹以顺时针方向揉按耳后高骨 50 ~ 100 次，以局部有酸胀感为度。适当推拿，可缓解小儿感冒、头痛、惊风、烦躁等病症。

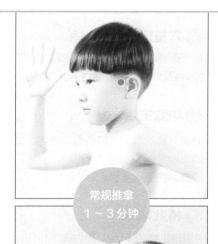

常规推拿
1 ~ 3 分钟

特效提示　开窍利耳

揉按耳和髎

1 穴位定位

位于头侧部，当鬓发后缘，平耳郭根之前方，颞浅动脉的后缘。

2 功效主治

具有开窍利耳的作用。主治小儿耳聋、耳鸣、牙痛、面肿等病症。

3 特效推拿

用拇指指腹揉按耳和髎 1 ~ 3 分钟，力度轻柔，以局部有酸胀感为度。每天坚持推拿，可缓解小儿耳聋、耳鸣等病症。

37

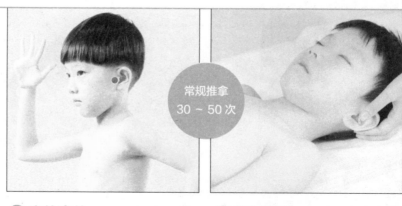

常规推拿
30 ~ 50 次

按压听宫

特效提示 聪耳开窍治耳鸣

❶ 穴位定位

位于面部，耳屏前，下颌骨髁状突的后方，张口时呈凹陷处。

❷ 功效主治

具有聪耳开窍、祛风止痛的作用。主治耳鸣、耳聋、中耳炎、外耳道炎、牙痛、头痛、目眩头晕等病症。

❸ 特效推拿

用拇指指腹在听宫上用力向下按压，有一定压迫感后，持续一段时间，再慢慢放松，如此反复 30 ~ 50 次。长期推拿，可缓解耳鸣、中耳炎等病症。

38

常规推拿
30 ~ 50 次

按压听会

特效提示 开窍聪耳、通经活络

❶ 穴位定位

位于面部，当耳屏间切迹的前方，下颌骨髁状突的后缘，张口有凹陷处。

❷ 功效主治

具有开窍聪耳、通经活络的作用。主治耳鸣、耳聋、齿痛、面痛、头痛、目赤肿痛等病症。

❸ 特效推拿

用拇指指腹在听会上用力向下按压，使患部有一定压迫感后，持续一段时间，再慢慢放松，如此反复 30 ~ 50 次。长期推拿，可缓解耳鸣、耳聋等病症。

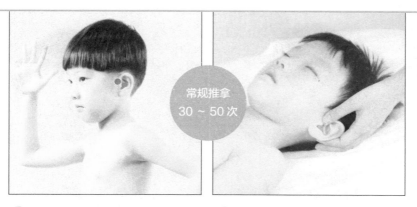

常规推拿
30 ~ 50 次

特效提示 ▶ 降浊升清、养心安神

揉按耳门

① 穴位定位

位于面部，当耳屏上切迹的前方，下颌骨髁状突后缘，张口有凹陷处。

② 功效主治

具有降浊升清、养心安神的作用。主治耳鸣、头晕、面部肌肉酸痛、聋哑、牙痛、腮腺炎、恶寒等病症。

③ 特效推拿

用拇指指腹以顺时针方向揉按耳门30 ~ 50 次，以局部皮肤发红为度。长期推拿，可缓解耳鸣、耳道炎等病症。

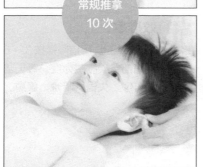

常规推拿
10 次

特效提示 ▶ 解痉止痛

掐提耳尖

① 穴位定位

位于耳郭的上方，当折耳向前，耳郭上方的尖端处。

② 功效主治

具有清热祛风、解痉止痛的作用。主治目赤肿痛、急性结膜炎、角膜炎、头痛等病症。

③ 特效推拿

用拇指和食、中两指相对，掐提耳尖10 次，力度由轻至重，以局部有酸痛感为度。每天坚持推拿，可缓解目赤肿痛、急性结膜炎、角膜炎、头痛等病症。

41

按压翳风

特效提示 聪耳通窍治耳疾

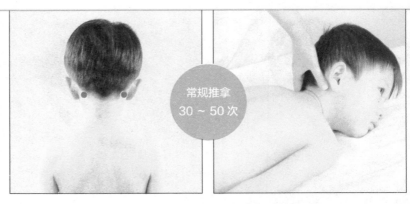

常规推拿
30 ~ 50 次

1 穴位定位

位于耳垂后方，当乳突与下颌角之间的凹陷处。

2 功效主治

具有聪耳通窍、舒经活络的作用。主治耳鸣、耳聋、口眼㖞斜、牙关紧闭、牙痛、颊肿等病症。

3 特效推拿

用拇指指腹在翳风上用力向下按压，有一定压迫感后，持续一段时间，再慢慢放松，如此反复 30 ~ 50 次。长期推拿，可缓解耳聋、耳鸣等病症。

42

揉按哑门

特效提示 开窍醒神

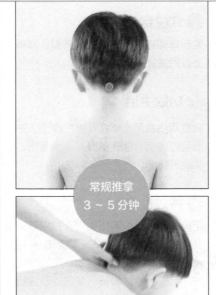

常规推拿
3 ~ 5 分钟

1 穴位定位

位于项部，当后发际正中直上 0.5 寸，第一颈椎下。

2 功效主治

具有开窍醒神、散风熄风的作用。主治失语、喑哑、语言障碍、癫痫、头痛、头晕等病症。

3 特效推拿

将拇指置于哑门上，用指腹揉按 3 ~ 5 分钟，以局部有酸胀感为度。每天坚持推拿，可缓解失语、喑哑、癫痫、头痛等病症。

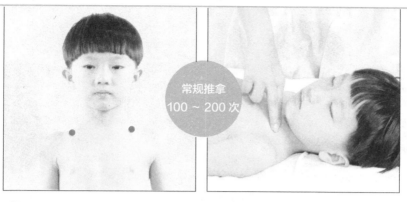

01

● 小儿胸腹部腧穴

揉按缺盆

特效提示 ▷ 调理气血、清咽止咳

常规推拿
100 ~ 200 次

❶ 穴位定位

位于锁骨上窝中央，距前正中线 4 寸处。

❷ 功效主治

具有调理气血、清咽止咳的作用。主治咽喉肿痛、咳嗽、哮喘等病症。

❸ 特效推拿

将食指、中指并拢，用指腹揉按缺盆 100 ~ 200 次，以局部有酸胀感为度。长期推拿，可缓解咽喉肿痛、咳嗽、哮喘等病症。

02

揉按云门

特效提示 ▷ 清肺理气

❶ 穴位定位

位于胸前壁的外上方，肩胛骨喙突上方，锁骨下窝凹陷，距前正中线 6 寸处。

❷ 功效主治

具有清肺平喘、理气化痰的作用。主治咳嗽、咳痰、哮喘、呃逆等病症。

❸ 特效推拿

将食指、中指并拢，用指腹揉按云门 60 ~ 80 次，以局部有酸胀感为度。长期坚持，可缓解小儿咳嗽、咳痰、胸闷、喘息等病症。

常规推拿
60 ~ 80 次

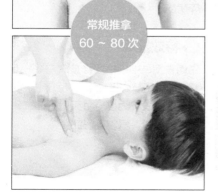

03 揉按中府

特效提示 ▶ 清肺热、止咳喘

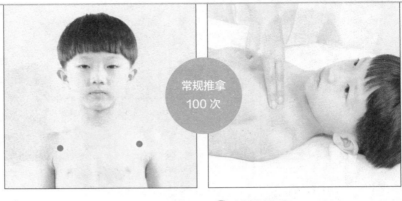

常规推拿
100 次

① 穴位定位

位于胸前壁的外上方，云门下1寸，平第一肋间隙，距前正中线6寸。

② 功效主治

具有清肺热、止咳喘的作用。主治咳嗽、哮喘、肺炎、肺结核、胸痛等病症。

③ 特效推拿

将食指、中指并拢，用指腹揉按中府100次，以局部有酸胀感为度。每天坚持推拿，可缓解肺炎、胸痛、肺结核、咳嗽、哮喘等病症。

04 揉气户

特效提示 ▶ 止咳平喘

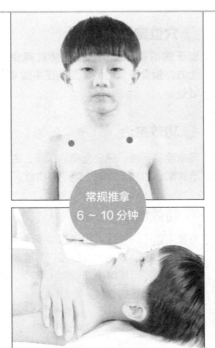

常规推拿
6 ~ 10 分钟

① 穴位定位

位于胸部，当锁骨中点下缘，距前正中线4寸。

② 功效主治

具有理气宽胸、止咳平喘的作用。主治呼吸喘鸣、咽喉肿痛、咳嗽、气喘等病症。

③ 特效推拿

先用食指、中指指腹揉按气户3 ~ 5分钟，再用掌心推揉3 ~ 5分钟，以局部皮肤发热为度。每天坚持推拿，可缓解咳嗽、气喘等病症。

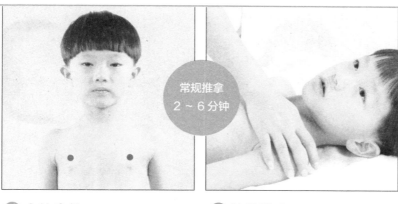

常规推拿
2 ~ 6分钟

05

特效提示 止咳消肿

揉按膺窗

1 穴位定位

位于胸部，当第三肋间隙，距前正中线4寸。

2 功效主治

具有清热理气、止咳消肿的作用。主治气喘、咳嗽、胸胁胀痛等病症。

3 特效推拿

先用食指、中指指腹揉按膺窗1 ~ 3分钟，再用掌心揉按1 ~ 3分钟，以局部皮肤潮红为度。每天坚持推拿，可缓解气喘、咳嗽等病症。

特效提示 顺气强肺

揉按周荣

1 穴位定位

位于胸外侧部，当第二肋间隙，距前正中线6寸。

2 功效主治

具有顺气强肺、宣肺平喘的作用。主治咳嗽、气喘、胸胁胀痛、胸部疼痛等病症。

3 特效推拿

将拇指置于周荣上，用指腹揉按1 ~ 2分钟，以局部有酸胀感为度。每天坚持推拿，可缓解胸胁胀痛、咳嗽、气喘等病症。

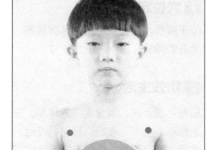

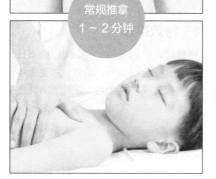

常规推拿
1 ~ 2分钟

07

摩乳旁

特效提示 宽胸理气、止咳化痰

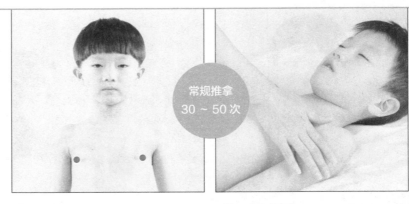

常规推拿
30～50次

① 穴位定位

位于乳头外侧旁开 0.2 寸。

② 功效主治

具有宽胸理气、止咳化痰的作用。主治小儿打嗝、咳嗽、呕吐、消化不良、食欲不振、胸闷、痰鸣、胸痛等病症。

③ 特效推拿

将手掌置于乳旁上，不要紧贴皮肤，以顺时针方向做回旋摩动30～50次，每天 2～3 次。长期推拿，可缓解小儿打嗝、咳嗽、胸闷等病症。

08

揉按乳根

特效提示 化痰止咳、消食化滞

① 穴位定位

位于胸部，当乳头直下，乳房根部，第五肋间隙，距前正中线 4 寸。

② 功效主治

具有化痰止咳、消食化滞的作用。主治胸闷、胸痛、咳喘、打嗝、呕吐、咳嗽、消化不良、食欲不振等病症。

③ 特效推拿

将食指、中指并拢，用指腹以顺时针方向揉按乳根30～50次，力度适中，以局部皮肤发热为度。每天坚持推拿，可缓解胸闷、胸痛、咳喘等病症。

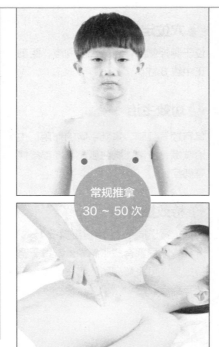

常规推拿
30～50次

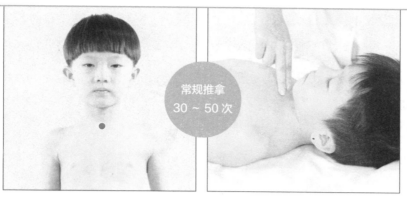

常规推拿
30 ~ 50 次

09

特效提示 ▷ 降逆止呕、理气平喘

揉天突

❶ 穴位定位

位于颈部，当前正中线上，胸骨上窝中央。

❷ 功效主治

具有降逆止呕、理气平喘的作用。主治小儿打嗝、咳嗽、呕吐、咽喉炎、食欲不振、咽喉肿痛、胸闷等病症。

❸ 特效推拿

将食指、中指并拢，用指腹以顺时针方向揉按天突 30 ~ 50 次，力度轻柔，以局部皮肤潮红为度。恰当使用，可缓解小儿打嗝、咳嗽、呕吐、食欲不振等病症。

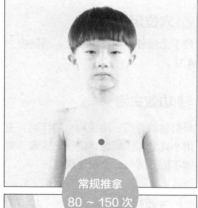

常规推拿
80 ~ 150 次

10

特效提示 ▷ 理气止痛、生津增液

分推膻中

❶ 穴位定位

位于胸部，当前正中线上，平第四肋间，两乳头连线的中点。

❷ 功效主治

具有理气止痛、生津增液的作用。主治胸闷、吐逆、痰喘、咳嗽、支气管哮喘、心痛、心悸、心烦等病症。

❸ 特效推拿

用拇指指腹从膻中向两边分推至乳头处 30 ~ 50 次，再合并食指、中指，用指腹以顺时针方向揉按 50 ~ 100 次，以局部皮肤潮红为度。每天坚持推拿，可缓解胸闷、吐逆、痰喘、咳嗽等病症。

11

揉按上脘

特效提示 和胃降逆、化痰宁神

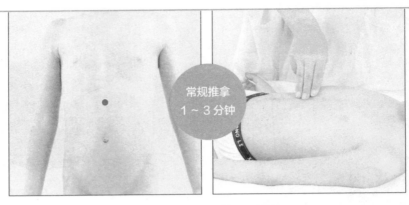

常规推拿
1～3分钟

① 穴位定位

位于上腹部，前正中线上，当脐中上5寸。

② 功效主治

具有和胃降逆、化痰宁神的作用。主治消化不良、水肿、纳呆、腹泻、腹胀、咳嗽痰多等病症。

③ 特效推拿

将食指、中指、无名指并拢，用指腹以顺时针方向揉按上脘1～3分钟，以局部皮肤潮红为度。每天坚持推拿，可缓解消化不良、腹泻、腹胀等病症。

12

揉按中脘

特效提示 健脾养胃、降逆利水

常规推拿
100～200次

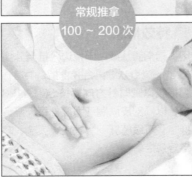

① 穴位定位

位于上腹部，前正中线上，当脐中上4寸。

② 功效主治

具有健脾养胃、降逆利水的作用。主治小儿泄泻、呕吐、腹胀、腹痛、食欲不振、嗳气、食积等病症。

③ 特效推拿

用手掌紧贴中脘，与穴位之间不能移动，而皮下的组织要被揉动，幅度逐渐扩大，揉按100～200次。每天推拿，可缓解小儿泄泻、呕吐、腹胀、腹痛等病症。

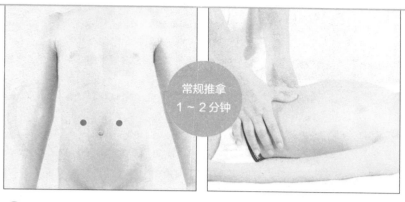

常规推拿
1～2分钟

① 穴位定位

位于上腹部,当脐中上 1 寸,距前正中线 2 寸。

② 功效主治

具有健脾化湿、清心开窍的作用。主治胃痛、恶心、呕吐、慢性胃肠炎、脱肛、吐舌、舌强等病症。

③ 特效推拿

用拇指指腹揉按滑肉门 1～2 分钟,以局部皮肤潮红为度。长期推拿,可缓解胃痛、胃不适、吐舌、舌强等病症。

13

特效提示 健脾化湿、清心开窍

揉按滑肉门

常规推拿
1～3分钟

① 穴位定位

位于上腹部,当脐中上 2 寸,前正中线旁开 0.5 寸。

② 功效主治

具有健脾和胃、消积止痛的作用。主治腹痛、泄泻、便秘、肠炎等病症。

③ 特效推拿

将食指、中指并拢,用指腹揉按商曲 1～3 分钟,以局部皮肤潮红为度。每天坚持推拿,可缓解腹痛、便秘、泄泻等病症。

14

特效提示 消积止痛

揉按商曲

15

揉按建里

特效提示 健胃和气

常规推拿 1～3分钟

① 穴位定位

位于上腹部，前正中线上，当脐中上3寸。

② 功效主治

具有和胃健脾、通降腑气的作用。主治食欲不振、消化不良、急（慢）性肠炎、腹胀等病症。

③ 特效推拿

将食指、中指、无名指并拢，用指腹按揉建里1～3分钟，以局部有酸胀感为度。每天坚持推拿，可缓解食欲不振、腹胀等病症。

16

摩神阙

特效提示 温阳散寒、消食导滞

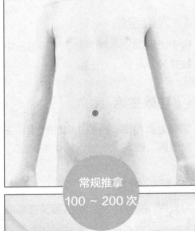

常规推拿 100～200次

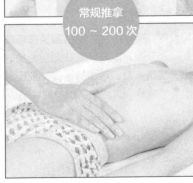

① 穴位定位

位于腹中部，脐中央。

② 功效主治

具有温阳散寒、消食导滞的作用。主治腹痛、久泄、脱肛、痢疾、水肿、便秘、小便不禁、消化不良、疳积、腹胀等病症。

③ 特效推拿

将手掌置于神阙上，在皮肤表面做顺时针回旋性摩动100～200次，以局部皮肤发热为度。长期推拿，可缓解腹痛、久泄、脱肛、小便失禁、消化不良等病症。

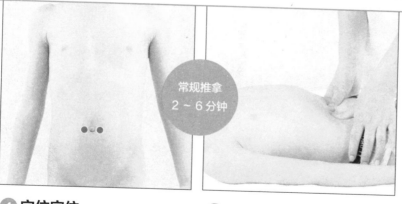

常规推拿
2～6分钟

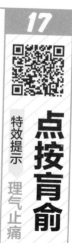

17

特效提示 理气止痛

点按肓俞

① 穴位定位

位于腹中部，当脐中旁开0.5寸。

② 功效主治

具有理气止痛、润肠通便的作用。主治疝气、脐痛、呕吐、便秘等病症。

③ 特效推拿

先用掌心揉按肓俞1～3分钟，再将拇指置于肓俞上，用指腹点按1～3分钟，以局部皮肤潮红为度。每天坚持推拿，可缓解疝气、脐痛、便秘等病症。

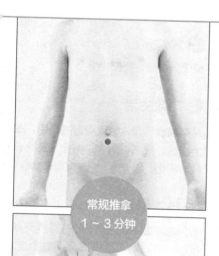

常规推拿
1～3分钟

18

特效提示 通经活血

揉按阴交

① 穴位定位

位于下腹部，前正中线上，当脐中下1寸。

② 功效主治

具有利水消肿、通经活血的作用。主治腹痛、绕脐冷痛、腹满水肿、泄泻、疝气、小便不利、鼻出血等病症。

③ 特效推拿

将食指、中指并拢，用指腹按揉阴交1～3分钟，以局部有酸胀感为度。每天坚持推拿，可缓解腹泻、疝气、鼻出血等病症。

19

揉按气海

特效提示　益气 助阳止腹痛

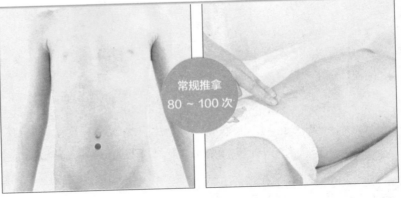

常规推拿
80 ～ 100 次

① 穴位定位

位于下腹部，前正中线上，当脐中下 1.5 寸。

② 功效主治

具有益气助阳、消食导滞的作用。主治水肿、腹胀、便秘、泻痢、食欲不振、遗尿、疝气等病症。

③ 特效推拿

将食指、中指并拢，用指腹以顺时针方向揉按气海 80 ～ 100 次，以局部皮肤潮红为度。每天坚持推拿，可缓解水肿、脘腹胀满、大便不通等病症。

20

揉按天枢

特效提示　消食导滞治痢疾

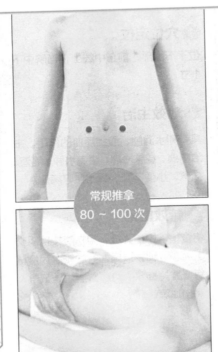

常规推拿
80 ～ 100 次

① 穴位定位

位于腹中部，距脐中 2 寸。

② 功效主治

具有消食导滞、调理肠道的作用。主治腹胀、腹痛、腹泻、痢疾、便秘、食积不化、急（慢）性肠胃炎等病症。

③ 特效推拿

用拇指指腹以顺时针方向揉按天枢 80 ～ 100 次，以局部皮肤潮红为度。长期推拿，可缓解腹胀、腹痛、腹泻等病症。

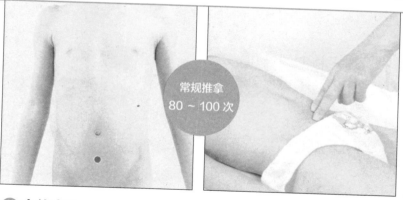

常规推拿
80 ~ 100 次

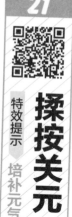

21

特效提示 培补元气、泄浊通淋

揉按关元

① 穴位定位

位于下腹部，前正中线上，当脐中下3寸。

② 功效主治

具有培补元气、泄浊通淋的作用。主治小儿腹痛、吐泻、疝气、食欲不振、慢性腹泻、遗尿等病症。

③ 特效推拿

将食指、中指并拢，用指腹以顺时针方向揉按关元80 ~ 100 次，以局部皮肤潮红为度。长期推拿，可缓解小腹疼痛、吐泻、疝气等病症。

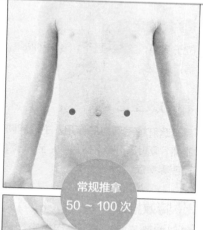

常规推拿
50 ~ 100 次

22

特效提示 温中散寒、调理肠胃

揉按大横

① 穴位定位

位于腹中部，距脐中4寸。

② 功效主治

具有温中散寒、调理肠胃的作用。主治腹胀、腹痛、脾胃虚寒、便秘、痢疾、泄泻等病症。

③ 特效推拿

将拇指置于大横上，用指腹按揉50 ~ 100 次，以局部皮肤潮红为度。每天坚持推拿，可缓解腹痛、便秘、泄泻等病症。

23

揉按气冲

特效提示　理气止痛

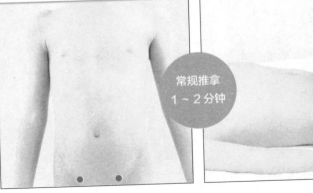

常规推拿
1～2分钟

1 穴位定位

位于腹股沟稍上方，当脐中下5寸，距前正中线2寸。

2 功效主治

具有理气止痛、通经活络的作用。主治疝气、肠鸣、腹痛等病症。

3 特效推拿

将食指、中指并拢，用指腹按揉气冲1～2分钟，以局部皮肤潮红为度。长期推拿，可缓解疝气、肠鸣、腹痛等病症。

24

揉按期门

特效提示　疏肝理气活血

1 穴位定位

位于胸部，当乳头直下，第六肋间隙，前正中线旁开4寸。

2 功效主治

具有疏肝理气活血的作用。主治胸胁胀痛、呕吐、肝炎、肝肿大、胆囊炎、黄疸等病症。

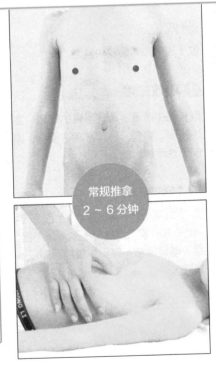

常规推拿
2～6分钟

3 特效推拿

将拇指置于期门上，先用指腹揉按1～3分钟，再推揉1～3分钟，力度适中，以局部皮肤潮红为度。每天坚持推拿，可缓解胸胁胀痛、呕吐等病症。

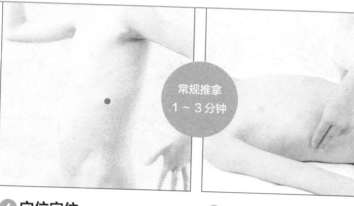

常规推拿
1～3分钟

25

特效提示 疏肝健脾、理气散结

揉按章门

❶ 穴位定位

位于侧腹部，当第十一肋游离端的下方。

❷ 功效主治

具有疏肝健脾、理气散结的作用。主治消化不良、疳积、腹痛、腹胀、泄泻、呕吐、胸胁疼痛、黄疸等病症。

❸ 特效推拿

将食指、中指并拢，用指腹揉按章门1～3分钟，力度适中，以局部皮肤潮红为度。每天坚持推拿，可缓解腹胀、腹痛、消化不良、肝脾肿大等病症。

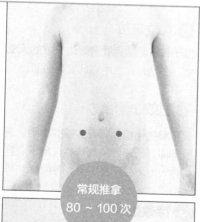

常规推拿
80～100次

26

特效提示 理气消滞止腹痛

揉按肚角

❶ 穴位定位

位于脐下2寸，旁开2寸的大筋上。

❷ 功效主治

具有理气消滞、止泻止痛的作用。主治腹痛、腹泻、便秘等病症。

❸ 特效推拿

用拇指指腹以顺时针方向揉按肚角80～100次，以局部皮肤潮红为度。长期推拿，可缓解腹痛、腹泻、便秘等病症。

27

摩腹

特效提示 健脾和胃、理气消食

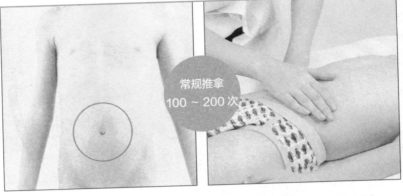

常规推拿
100 ～ 200 次

① 穴位定位

位于腹部。

② 功效主治

具有健脾和胃、理气消食的作用。主治便秘、腹胀、厌食、泻痢不禁、消化不良、腹痛、腹泻、疳积、恶心、呕吐等病症。

③ 特效推拿

将手掌置于腹部，不要紧贴皮肤，在皮肤表面做顺时针回旋性摩动100 ～ 200 次，以局部皮肤发热为度。长期推拿，可缓解便秘、腹胀、消化不良等病症。

28

分推胁肋

特效提示 顺气、化痰消食积

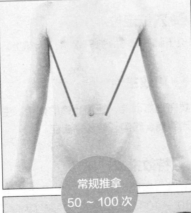

常规推拿
50 ～ 100 次

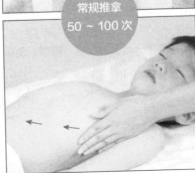

① 穴位定位

位于腋下两肋到肚脐旁边 2 寸的天枢处，在幼儿推拿中称此处为胁肋。

② 功效主治

具有顺气化痰、降气消积的作用。主治胸闷、胁痛、痰喘气急、疳积、肝脾肿大、消化不良、腹胀等病症。

③ 特效推拿

用手掌从腋下推到天枢50 ～ 100 次，力度适中，以局部皮肤潮红为度。长期推拿，可缓解胸闷、胁痛、痰喘气急、疳积、肝脾肿大、消化不良等病症。

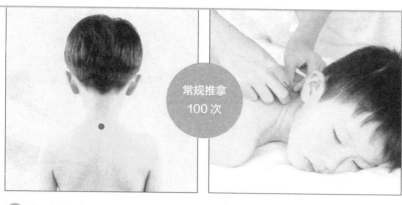

常规推拿
100 次

01

● 小儿腰背部腧穴

特效提示　清热解表治感冒

挟提大椎

① 穴位定位

位于后正中线上，第七颈椎棘突下凹陷中。

② 功效主治

具有清热解表、祛风止咳的作用。主治项强、热病、咳嗽、感冒、气喘、落枕等病症。

③ 特效推拿

将拇指与食指、中指相对，挟提大椎，双手交替捻动，向前推进，重复操作100次，力度由轻至重。长期推拿，可缓解落枕、感冒、咳嗽等病症。

02

特效提示　发汗解表舒筋络

拿捏肩井

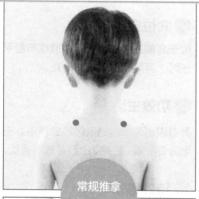

常规推拿
100 ~ 200 次

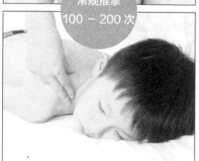

① 穴位定位

位于肩上，前直乳中，当大椎与肩峰端连线的中点上。

② 功效主治

具有发汗解表、舒筋活络的作用。主治小儿感冒、惊厥、上肢抬举不利、颈项强痛、肩背痹痛、脚气等病症。

③ 特效推拿

将拇指与食指、中指相对，拿捏肩井100 ~ 200次。力度由轻至重，再由重至轻。长期推拿，可缓解感冒、落枕、肩背酸痛等病症。

03

揉按巨骨

特效提示　疏通经络止疼痛

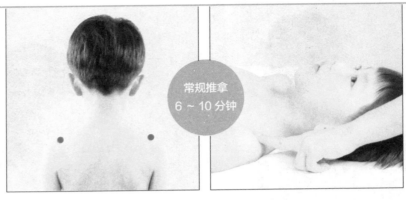

常规推拿
6 ~ 10 分钟

① 穴位定位

位于肩上部，当锁骨肩峰端与肩胛冈之间凹陷处。

② 功效主治

具有疏通经络、散瘀止痛的作用。主治肩臂疼痛、上肢痿痹、手臂挛急等病症。

③ 特效推拿

先用拇指、食指拿捏巨骨3 ~ 5分钟，再将食指、中指并拢，用指腹揉按巨骨3 ~ 5分钟，以局部有酸胀感为度。每天坚持推拿，可缓解肩臂疼痛、上肢痿痹等病症。

04

揉按肩髃

特效提示　通利关节、疏散风热

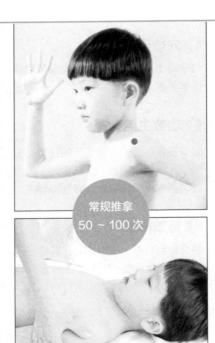

常规推拿
50 ~ 100 次

① 穴位定位

位于肩部三角肌上，臂外展或向前平伸时，当肩峰前下方凹陷处。

② 功效主治

具有通利关节、疏散风热的作用。主治肩臂痹痛、肘痛、上肢酸软等病症。

③ 特效推拿

将拇指置于肩髃上，用指腹按揉50 ~ 100次，以局部有酸胀感为度。每天坚持推拿，可缓解肩臂疼痛、上肢酸软等病症。

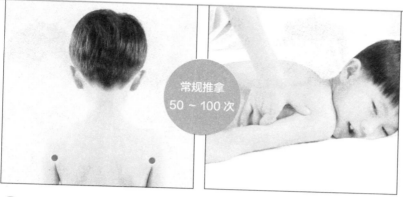

常规推拿
50～100次

05

05

特效提示 醒脑聪耳止疼痛

推擦肩贞

❶ 穴位定位

位于肩关节后下方，臂内收时，腋后纹头上1寸（指寸）。

❷ 功效主治

具有醒脑聪耳、消肿止痛的作用。主治头痛、耳鸣、肩肘疼痛、颈项疼痛等病症。

❸ 特效推拿

将拇指置于肩贞上，用指腹揉按50～100次，以局部皮肤潮红为度。每天坚持推拿，可缓解肩周疼痛、头痛、耳鸣等病症。

06

特效提示 解表通络、止咳平喘

揉按风门

❶ 穴位定位

位于背部，当第二胸椎棘突下，旁开1.5寸。

❷ 功效主治

具有解表通络、止咳平喘的作用。主治感冒、咳嗽、发热、头痛、项强、胸背痛等病症。

❸ 特效推拿

将食指、中指并拢，用指腹以顺时针方向揉按风门20～30次，力度适中，以局部有酸胀感为度。长期推拿，可缓解伤风、咳嗽、发热等病症。

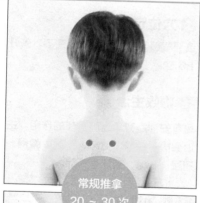

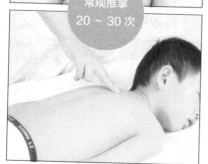

常规推拿
20～30次

07

揉按肺俞

特效提示 疏风解表、宣肺止咳

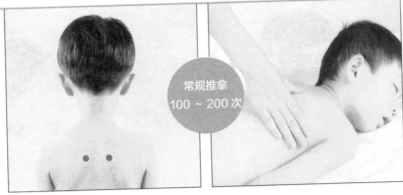

常规推拿
100 ～ 200 次

① 穴位定位

位于背部，当第三胸椎棘突下，旁开1.5寸。

② 功效主治

具有疏风解表、宣肺止咳的作用。主治发热、咳嗽、流涕、痰鸣、咳喘、胸闷、胸痛等病症。

③ 特效推拿

用拇指指腹先以顺时针方向揉按肺俞50 ～ 100次，再以逆时针方向揉按50 ～ 100次。每天坚持推拿，可缓解发热、咳嗽、流涕等病症。

08

揉按心俞

特效提示 安神益智治胸闷

常规推拿
20 ～ 30 次

① 穴位定位

位于背部，当第五胸椎棘突下，旁开1.5寸。

② 功效主治

具有安神益智、疏肝解郁的作用。主治心痛、惊悸、健忘、癫痫、胸闷、遗尿、脑瘫、盗汗等病症。

③ 特效推拿

用拇指指腹以顺时针方向回旋揉动心俞20 ～ 30次，力度由轻至重再至轻。每天坚持推拿，可缓解惊悸、癫痫、胸闷等病症。

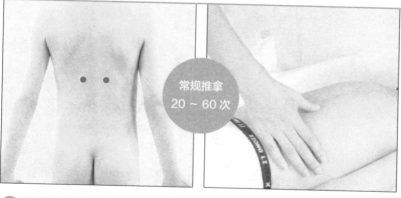

常规推拿
20 ~ 60 次

09

特效提示 ▷ 疏肝理气、通络明目

揉按肝俞

❶ 穴位定位

位于背部，当第九胸椎棘突下，旁开 1.5 寸。

❷ 功效主治

具有疏肝理气、通络明目的作用。主治黄疸、胁痛、目赤肿痛、近视、烦躁、惊风等病症。

❸ 特效推拿

用拇指指腹先以顺时针方向揉按肝俞 10 ~ 30 次，再以逆时针方向揉按 10 ~ 30 次。每天坚持推拿，可有效缓解黄疸、目赤肿痛等病症。

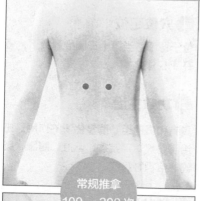

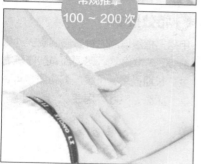

常规推拿
100 ~ 200 次

10

特效提示 ▷ 疏肝利胆治黄疸

揉按胆俞

❶ 穴位定位

位于背部，当第十胸椎棘突下，旁开 1.5 寸。

❷ 功效主治

具有疏肝利胆、清热止痛的作用。主治黄疸、口苦、胸胁痛、潮热、咽痛等病症。

❸ 特效推拿

用拇指指腹先以顺时针方向揉按胆俞 50 ~ 100 次，再以逆时针方向揉按 50 ~ 100 次。每天坚持推拿，可有效缓解黄疸、潮热、口苦等病症。

11

揉按脾俞

特效提示 ▶ 健脾和胃祛湿

常规推拿
100 ~ 200 次

① 穴位定位

位于背部,当第十一胸椎棘突下,旁开 1.5 寸。

② 功效主治

具有健脾和胃、止吐止泻的作用。主治呕吐、腹泻、疳积、食欲不振、四肢乏力、消化不良等病症。

③ 特效推拿

用拇指指腹先以顺时针方向揉按脾俞 50 ~ 100 次,再以逆时针方向揉按 50 ~ 100 次。每天坚持推拿,可有效缓解呕吐、腹泻、疳积等病症。

12

揉按胃俞

特效提示 ▶ 和胃助运治腹胀

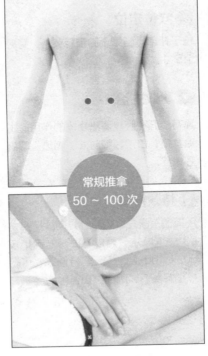

常规推拿
50 ~ 100 次

① 穴位定位

位于背部,当第十二胸椎棘突下,旁开 1.5 寸。

② 功效主治

具有和胃助运、消食化积的作用。主治胸胁痛、胃脘痛、呕吐、腹胀、肠鸣、疳积等病症。

③ 特效推拿

用拇指指腹以顺时针方向回旋揉动胃俞 50 ~ 100 次,以局部有酸胀感为度。长期推拿,可缓解胸胁痛、胃脘痛、腹胀、呕吐等病症。

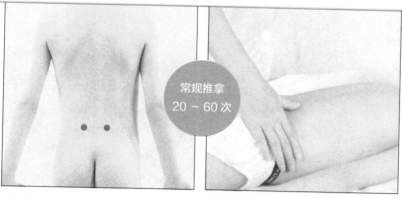

常规推拿
20 ~ 60 次

13

特效提示 益肾助阳治遗尿

揉按肾俞

① 穴位定位

位于腰部，当第二腰椎棘突下，旁开 1.5 寸。

② 功效主治

具有益肾助阳、聪耳止喘的作用。主治腹泻、便秘、遗尿、耳鸣、耳聋、哮喘、下肢痿软无力等病症。

③ 特效推拿

用拇指指腹先以顺时针方向揉按肾俞 10 ~ 30 次，再以逆时针方向揉按 10 ~ 30 次。每天坚持推拿，可缓解哮喘、腹泻、腹痛、便秘等病症。

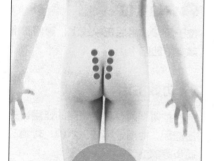

常规推拿
30 ~ 50 次

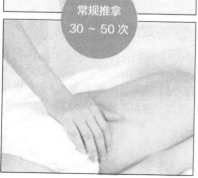

① 穴位定位

位于第一、二、三、四骶后孔中，又称上髎、次髎、中髎、下髎，左右共 8 个穴位，合称"八髎"。

② 功效主治

具有温补下元、调理肠道的作用。主治小便不利、遗尿、腰痛、便秘、腹泻、佝偻病、脊髓灰质炎后遗症等病症。

③ 特效推拿

将掌根按压在八髎上，顺时针揉按 30 ~ 50 次。每天坚持推拿，可有效缓解小便不利、遗尿、便秘等病症。

14

特效提示 温补下元治便秘

揉按八髎

15

揉按命门

特效提示 温肾壮阳消水肿

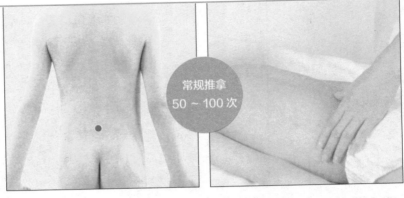

常规推拿
50 ~ 100 次

❶ 穴位定位

位于腰部，当后正中线上，第二腰椎棘突下凹陷中。

❷ 功效主治

具有温肾壮阳、利水消肿的作用。主治遗尿、腹泻、哮喘、水肿、头痛、耳鸣等病症。

❸ 特效推拿

用拇指指端以顺时针方向回旋揉动命门 50 ~ 100 次，力度由轻至重再至轻。每天坚持推拿，可缓解遗尿、腹泻、哮喘等病症。

16

揉按腰阳关

特效提示 补肾强腰治遗尿

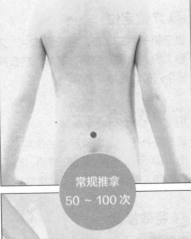

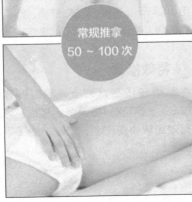

常规推拿
50 ~ 100 次

❶ 穴位定位

位于腰部，当后正中线上，第四腰椎棘突下凹陷中。

❷ 功效主治

具有补肾强腰、强健骨骼的作用。主治遗尿、泄泻、哮喘、水肿、脊髓灰质炎等病症。

❸ 特效推拿

用拇指指端以顺时针方向回旋揉动腰阳关 50 ~ 100 次，力度由轻至重再至轻。每天坚持推拿，可缓解脊髓灰质炎、遗尿等病症。

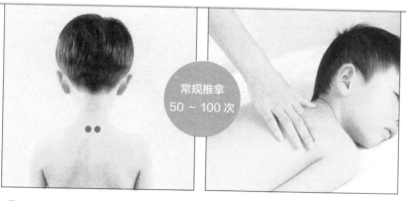

常规推拿
50 ~ 100 次

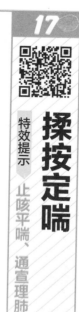

17

止咳平喘、通宣理肺

特效提示 ▶

揉按定喘

① 穴位定位

位于背部，当第七颈椎棘突下，旁开 0.5 寸。

② 功效主治

具有止咳平喘、通宣理肺的作用。主治哮喘、百日咳、落枕、肩背痛、支气管炎等病症。

③ 特效推拿

用拇指指端以顺时针方向回旋揉动定喘 50 ~ 100 次，力度由轻至重再至轻。长期推拿，可缓解哮喘、百日咳、支气管炎等病症。

常规推拿
100 ~ 300 次

18

温阳止泻、泄热通便

特效提示 ▶

推七节骨

① 穴位定位

位于第四腰椎至尾椎骨端，成一直线。

② 功效主治

具有温阳止泻、泻热通便的双向作用。主治虚寒腹痛、腹泻、肠热便秘、痢疾等病症。

③ 特效推拿

将食指、中指并拢，用指腹来回推七节骨 100 ~ 300 次，以局部皮肤潮红为度。每天坚持推拿，可缓解腹痛、腹泻、便秘、痢疾等病症。

19

揉龟尾（长强）

特效提示　通调督脉治便秘

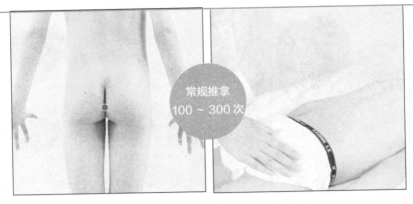

常规推拿
100 ～ 300 次

❶ 穴位定位

位于尾骨端下，当尾骨端与肛门连线的中点处。

❷ 功效主治

具有通调督脉、和胃助运的作用。主治腹泻、便秘、小儿惊风、遗尿、脱肛等病症。

❸ 特效推拿

用拇指指端以顺时针方向回旋揉动龟尾（长强）100 ～ 300 次，力度由轻至重再至轻。每天坚持推拿，可缓解便秘、腹泻、脱肛、遗尿等病症。

20

捏脊

特效提示　解表通络理气血

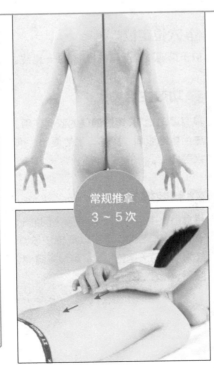

常规推拿
3 ～ 5 次

❶ 穴位定位

位于大椎至龟尾之间，成一直线。

❷ 功效主治

具有解表通络、补益气血的作用。主治小儿惊风、失眠、疳积、厌食、腹泻、便秘、腹痛、夜啼、烦躁等病症。

❸ 特效推拿

将拇指与食指、中指相对，挟提脊柱两侧的皮肤，双手交替捻动，向前推进 3 ～ 5 遍。长期推拿，可缓解小儿惊风、失眠等病症。

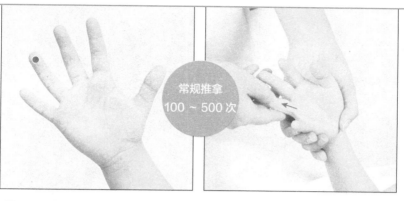

常规推拿
100 ~ 500 次

01

清肺经

特效提示 宣肺清热治咳喘

① 穴位定位

位于无名指末节螺纹面。

② 功效主治

具有宣肺理气、清热止咳的作用。主治咳嗽、气喘、虚寒怕冷、感冒发热、痰鸣、脱肛等病症。

③ 特效推拿

一手托住小儿的手掌，另一手拇指指腹由小儿无名指指根推向指尖称为清肺经，推 100 ~ 500 次。每天坚持推拿,可缓解咳嗽、气喘、畏寒等病症。

---

① 穴位定位

位于拇指桡侧缘或拇指末节螺纹面。

② 功效主治

具有健脾养胃、调理肠道的作用。主治食欲缺乏、消化不良、疳积、腹泻、咳嗽、消瘦等病症。

③ 特效推拿

将拇指屈曲，循拇指桡侧缘由小儿的指尖向指根方向直推称为补脾经，推 100 ~ 500 次。每天坚持推拿，可缓解消化不良、疳积、腹泻等病症。

02

补脾经

特效提示 健脾养胃治疳积

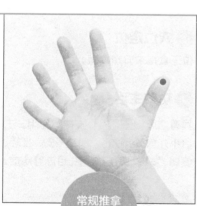

常规推拿
100 ~ 500 次

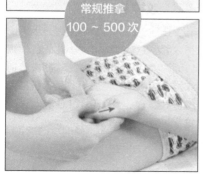

03

揉心经

特效提示 养心安神退高热

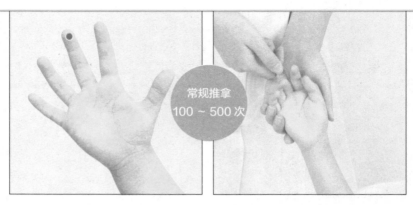

常规推拿
100 ～ 500 次

1 穴位定位

位于中指末节螺纹面。

2 功效主治

具有养心安神、清热除烦的作用。主治身热无汗、高热神昏、五心烦热、口舌生疮、小便赤涩、惊烦不宁、夜啼、失眠等病症。

3 特效推拿

一手托住小儿的手掌，用另一手拇指螺纹面顺时针旋转推动小儿中指螺纹面称为补心经，推 100 ～ 500 次。每天坚持推拿，可缓解发热、惊烦不宁、小便赤涩等病症。

04

推肝经

特效提示 熄风镇惊止抽搐

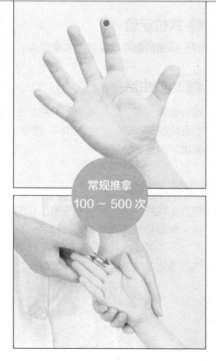

常规推拿
100 ～ 500 次

1 穴位定位

位于食指末节螺纹面。

2 功效主治

具有熄风镇惊、养心安神的作用。主治小儿惊风、抽搐、烦躁不安、夜啼、癫痫、发热、口苦、咽干、目赤等病症。

3 特效推拿

一手托住小儿的手掌，用另一手拇指螺纹面顺时针旋转推动小儿的食指螺纹面称为补肝经，由食指掌面末节指纹推向指尖称为清肝经，两者统称为推肝经，操作 100 ～ 500 次。正确推拿，可缓解发热。

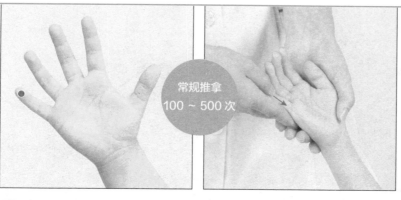

常规推拿
100 ~ 500 次

特效提示 补肾益脑治遗尿

补肾经

① 穴位定位

位于小指末节螺纹面。

② 功效主治

有补肾益脑、清热利尿的作用。主治先天不足、久病虚弱、肾虚腹泻、尿多、小便黄短、遗尿等病症。

③ 特效推拿

一手托住小儿的手掌,用另一手拇指螺纹面顺时针旋转推动小儿小指螺纹面为补肾经;由小指指根推向指尖称为清肾经。一般多用补法,推100 ~ 500 次。每天坚持推拿,可缓解腹泻、尿多、遗尿等病症。

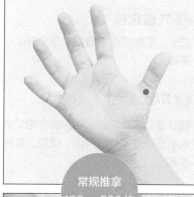

常规推拿
100 ~ 500 次

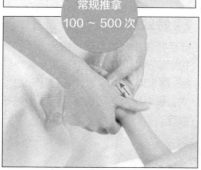

① 穴位定位

位于拇指掌侧第一节。

② 功效主治

具有和胃降逆、清热泻火的作用。主治呕吐、嗳气、烦渴善饥、消化不良、食欲不振、吐血等病症。

③ 特效推拿

一手托住小儿的手掌,用另一手拇指螺纹面顺时针旋转推动小儿近掌端第一节,称为补胃经;双手拇指自小儿掌根推至拇指根部,称为清胃经。两者统称推胃经,推 100 ~ 500 次。长期推拿,可缓解呕吐、嗳气等病症。

06

特效提示 和胃降逆泻胃火

推胃经

07

推大肠经

特效提示 清利肠腑导积滞

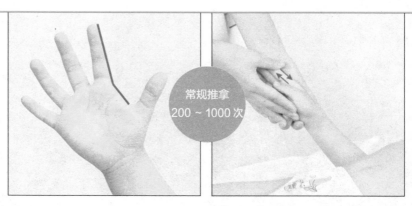

常规推拿
200 ~ 1000 次

① 穴位定位

位于食指桡侧缘，自食指尖至虎口，成一直线。

② 功效主治

具有清利肠腑、消食导滞的作用。主治虚寒腹泻、脱肛、大便秘结等病症。

③ 特效推拿

用拇指指腹从小儿的虎口直线推向食指指尖为清大肠。反之为补，称补大肠，分别推 100 ~ 500 次。每天坚持推拿，可缓解腹泻、脱肛、便秘等病症。

08

补小肠经

特效提示 温补下焦治遗尿

① 穴位定位

位于小指尺侧缘，自指尖至指根成一直线。

② 功效主治

具有温补下焦、清热利尿的作用。主治小便短赤不利、尿闭、遗尿、发热等病症。

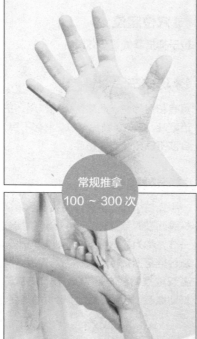

常规推拿
100 ~ 300 次

③ 特效推拿

一手托住小儿的手掌，用另一手的拇指指腹从小儿指尖推向指根为补小肠经，推 100 ~ 300 次，每天操作 1 ~ 2 次。长期推拿，可缓解尿闭、遗尿等病症。

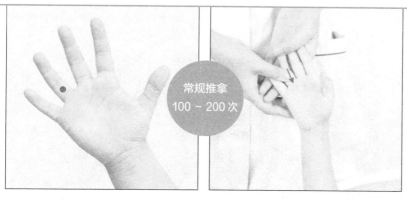

常规推拿
100 ~ 200 次

09

推三焦经

特效提示 ▶ 和胃助运治腹胀

① 穴位定位

位于无名指掌面近掌节。

② 功效主治

具有和胃助运、清热消食的作用。主治食积内热、腹胀哭闹、全身壮热、小便赤黄、大便硬结等病症。

③ 特效推拿

用拇指指腹按压并向掌心方向推按三焦经 50 ~ 100 次，最后以拇指指端顺时针揉按三焦经 50 ~ 100 次。每天操作 1 ~ 2 次，长期坚持，可缓解腹胀、小便赤黄等病症。

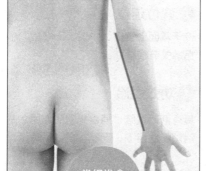

常规推拿
100 ~ 300 次

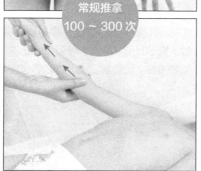

10

退六腑

特效提示 ▶ 清热解毒治多汗

① 穴位定位

位于前臂尺侧，阴池至肘，成一直线。

② 功效主治

具有清热解毒、消肿止痛的作用。主治发热多汗、惊风、口疮、面肿、咽痛、便秘、腮腺炎等病症。

③ 特效推拿

用拇指指腹自肘推向腕，称退六腑或推六腑，推 100 ~ 300 次，力度由轻至重，再由重至轻。正确推拿，可缓解发热多汗、咽喉肿痛、便秘等病症。

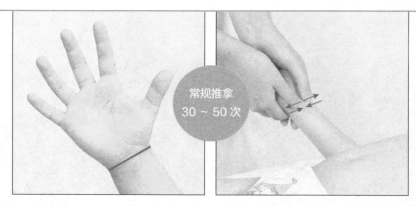

11

推大横纹

特效提示 行滞消食治腹胀

常规推拿
30 ~ 50 次

❶ 穴位定位

仰掌，位于腕掌侧横纹处。近拇指端称阳池，近小指端称阴池。

❷ 功效主治

具有行滞消食、养心安神的作用。主治烦躁不安、腹胀、腹泻、呕吐、痢疾、食积、痰涎壅盛等病症。

❸ 特效推拿

用双手拇指指腹从小儿大横纹中点，由总筋向两旁推，称为分阴阳；自阳池、阴池向总筋合推，称为合阴阳，统称推阴阳，操作 30 ~ 50 次。长期推拿，可缓解腹胀、腹泻等病症。

12

推小横纹

特效提示 清热散结治口疮

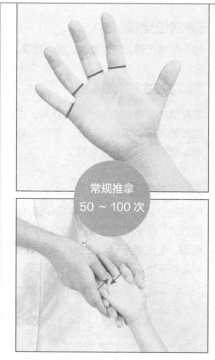

常规推拿
50 ~ 100 次

❶ 穴位定位

位于掌面上食指、中指、无名指、小指掌关节横纹处。

❷ 功效主治

具有清热散结、消食化积的作用。主治烦躁、口疮、唇裂、腹胀等病症。

❸ 特效推拿

用拇指指腹侧推小横纹，称为推小横纹，推 50 ~ 100 次，每天 1 ~ 2 次。坚持推拿，可缓解口疮、腹胀等病症。

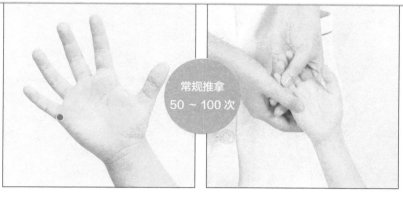

常规推拿
50 ~ 100 次

13

特效提示 宽胸宣肺、化痰止咳

揉按掌小横纹

❶ 穴位定位

位于掌面小指根下，尺侧掌纹头。

❷ 功效主治

具有宽胸宣肺、化痰止咳的作用。主治痰热咳喘、口舌生疮、顿咳流涎等病症。

❸ 特效推拿

用拇指指腹顺时针揉按掌小横纹50 ~ 100 次，每天 1 ~ 2 次。长期推拿，可缓解口疮、流涎、咳喘等病症。

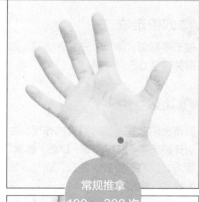

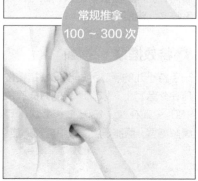

常规推拿
100 ~ 300 次

14

特效提示 镇惊安神止抽搐

掐按小天心

❶ 穴位定位

位于大小鱼际交界处凹陷中，内劳宫之下，总筋之上。

❷ 功效主治

具有镇惊安神、消肿止痛的作用。主治目赤肿痛、口舌生疮、惊惕不安、惊风抽搐、夜啼、嗜睡、精神萎靡、小便短赤、斜视、发热等病症。

❸ 特效推拿

一手持小儿四指，使掌心向上，另一手的食指、中指指端揉按小天心100 ~ 300 次。长期推拿，可缓解目赤肿痛、惊风抽搐等病症。

15

揉按内劳宫

特效提示 ▶ 清热除烦治口疮

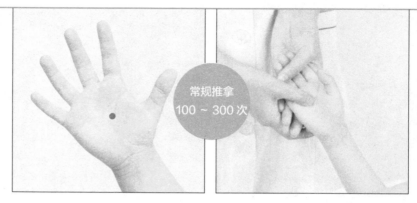

常规推拿
100 ~ 300 次

① 穴位定位

位于手掌心，当第二、三掌骨之间偏于第三掌骨，当握拳屈指时中指尖处。

② 功效主治

具有清热除烦、疏风解表的作用。主治口舌生疮、发热、烦躁等病症。

③ 特效推拿

一手持小儿的手，另一手拇指指腹按压在内劳宫上，以顺时针方向揉按100 ~ 300 次。长期推拿，可缓解口舌生疮、发热、烦躁等病症。

16

揉按外劳宫

特效提示 ▶ 温阳散寒治感冒

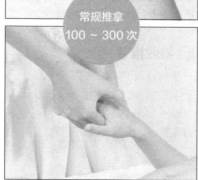

常规推拿
100 ~ 300 次

① 穴位定位

位于手背侧，第二、三掌骨之间，掌指关节后 0.5 寸（指寸）。

② 功效主治

具有温阳散寒、健脾养胃的作用。主治外感风寒、脏腑积寒、腹胀、腹痛、腹泻、肠鸣、脱肛、遗尿、疝气、咳嗽痰多、痢疾等病症。

③ 特效推拿

一手持小儿的手，另一手拇指指端按压在外劳宫上，以顺时针的方向揉按100 ~ 300 次，每天 1 ~ 2 次，可缓解感冒、腹胀、腹痛、腹泻等病症。

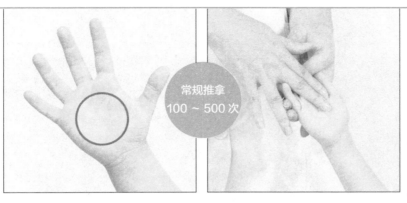

常规推拿
100 ~ 500 次

① 穴位定位

位于手掌面，以掌心为圆心，以圆心至中指根横纹的 2/3 处为半径所做的圆周内。

② 功效主治

具有宽胸利膈、降气平喘的作用。主治咳嗽、痰喘等病症。

③ 特效推拿

一手持小儿的手，另一手的食指、中指两指指腹按压在掌心上，自乾卦起至兑卦止，以顺时针方向运揉，称运内八卦，运 100 ~ 500 次。长期推拿，可缓解咳嗽、胸闷、呃逆等病症。

17 运内八卦

特效提示 宽胸利膈、降气平喘

---

① 穴位定位

位于手背外劳宫周围，与内八卦相对。

② 功效主治

具有宽胸理气、通滞散结的作用。主治胸闷、腹胀、便秘、咳喘等病症。

③ 特效推拿

使小儿的掌心向下，用拇指指尖做顺时针方向掐运，称运外八卦，顺、逆时针方向各操作 50 ~ 100 次。长期推拿，可缓解胸闷、腹胀、便秘等病症。

18 运外八卦

特效提示 宽胸理气、通滞散结

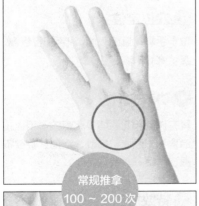

常规推拿
100 ~ 200 次

79

19

揉总筋

特效提示 ▶ 散结止痉治惊风

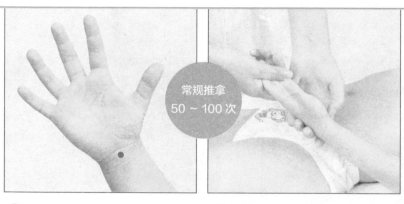

常规推拿
50 ～ 100 次

1 穴位定位

位于掌后腕横纹中点，正对中指处。

2 功效主治

具有散结止痉、清热利尿的作用。主治口舌生疮、潮热、夜啼、惊风、抽搐、小便赤涩、牙痛、发热烦躁等病症。

3 特效推拿

一手持小儿的四指，用另一手的拇指指端揉按总筋，称为揉总筋。以顺时针方向操作 50 ～ 100 次。长期推拿，可缓解惊风、抽搐等病症。

20

揉板门

特效提示 ▶ 健脾和胃治腹胀

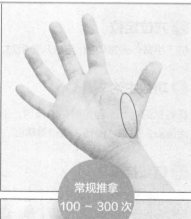

常规推拿
100 ～ 300 次

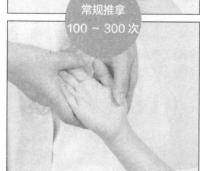

1 穴位定位

位于手掌大鱼际表面（双手拇指近侧，在手掌肌肉隆起处）。

2 功效主治

具有健脾和胃、消食化积的作用。主治食积、腹胀、呕吐、泄泻、食欲不振、气喘、嗳气等病症。

3 特效推拿

用拇指指端揉按小儿大鱼际，称为揉板门或运板门，操作 100 ～ 300 次，每天 2 ～ 3 次。长期坚持，可缓解腹胀、呕吐、泄泻等病症。

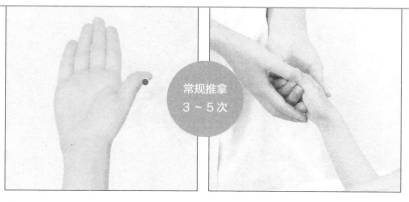

常规推拿
3～5次

① 穴位定位

位于手拇指末节桡侧，距指甲角0.1寸（指寸）。

② 功效主治

具有宣肺解郁、清热止呕的作用。主治喉肿、喉痛、心烦不安、口渴引饮、掌热、呕吐、胸闷等病症。

③ 特效推拿

一手持小儿的手，用另一手的拇指指甲掐按少商3～5次。每天坚持推拿，可缓解呕吐、心烦不安、胸闷等病症。

21

特效提示 宣肺解郁止呕吐

掐按少商

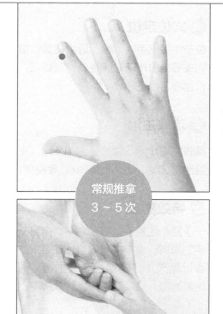

常规推拿
3～5次

① 穴位定位

位于手食指末节桡侧，距指甲角0.1寸（指寸）。

② 功效主治

具有清热泻火、宣肺止咳的作用。主治寒热疟疾、身热无汗、耳聋、面肿、口干、胸闷、咳喘等病症。

③ 特效推拿

一手持小儿的手，掌心向下，用另一手的拇指指甲重掐商阳3～5次。每天坚持推拿，可缓解寒热疟疾、面肿、胸闷、咳喘等病症。

22

特效提示 清热泻火治疟疾

掐商阳

23

掐中冲

特效提示　清热开窍利喉舌

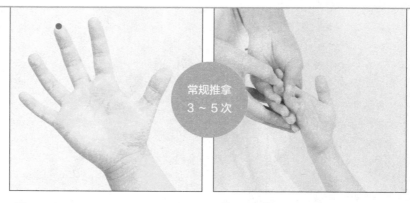

常规推拿
3 ~ 5 次

❶ 穴位定位

位于手中指末节尖端中央。

❷ 功效主治

具有清热开窍利喉舌的作用。主治中暑、休克、身热烦闷、恶寒无汗、五心烦热、口疮等病症。

❸ 特效推拿

一手持小儿的手，掌心向上，用另一手的拇指指甲重掐中冲 3 ~ 5 次。正确推拿，可缓解中暑、休克、五心烦热、口疮等病症。

24

掐端正

特效提示　降逆止呕治痢疾

常规推拿
3 ~ 5 次

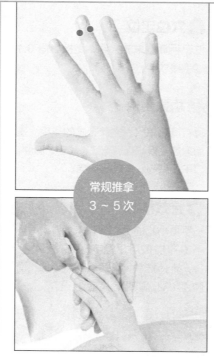

❶ 穴位定位

位于中指指甲根两侧，近中指第二指间关节赤白肉际处，桡侧称左端正，尺侧称右端正。

❷ 功效主治

具有降逆止呕、调理肠道的作用。主治泄泻、痢疾、小儿惊风、呕吐等病症。

❸ 特效推拿

一手持小儿的手，掌心向下，用另一手的拇指、食指指甲对掐端正 3 ~ 5 次，每天 1 ~ 2 次。正确推拿，可缓解泄泻、痢疾、小儿惊风等病症。

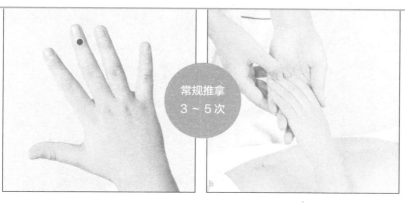

常规推拿
3～5次

① 穴位定位

位于中指指甲根正中后 0.1 寸处。

② 功效主治

具有醒神开窍、清热解痉的作用。主治急惊风、高热、抽搐、昏厥等病症。

③ 特效推拿

一手持小儿的手，用另一手的拇指指甲掐按老龙 3～5 次。正确推拿，可缓解惊风、高热、抽搐、昏厥等病症。

25

特效提示　醒神开窍治惊风

掐按老龙

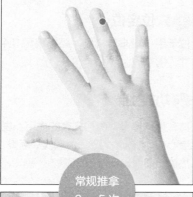

常规推拿
3～5次

① 穴位定位

位于手无名指末节尺侧，距指甲角 0.1 寸（指寸）。

② 功效主治

具有泻热开窍、活血通络的作用。主治头痛、口干、喉痛、嗳气、呕吐、晕车等病症。

③ 特效推拿

一手持小儿的手，用另一手的拇指指甲重掐关冲 3～5 次。每天坚持推拿，可缓解头痛、喉痛、嗳气、呕吐、晕车等病症。

26

特效提示　泻热开窍、活血通络

掐关冲

27

掐少泽

特效提示 清热利咽、通乳开窍

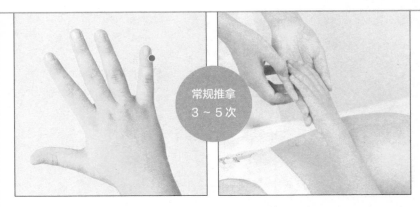

常规推拿
3～5次

① 穴位定位

位于手小指末节尺侧，距指甲角 0.1 寸（指寸）。

② 功效主治

具有清热利咽、通乳开窍的作用。主治身热无汗、手足抽搐、咳嗽有痰、头痛、喉痹、口疮等病症。

③ 特效推拿

一手持小儿的手，掌心向下，用另一手拇指指甲重掐少泽 3～5 次。每天坚持推拿，可缓解昏厥、抽搐、头痛、喉痹等病症。

28

掐按少冲

特效提示 清热息风、醒神开窍

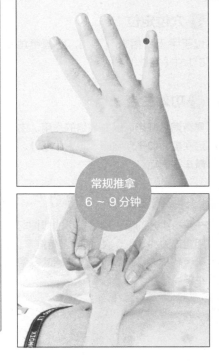

常规推拿
6～9分钟

① 穴位定位

位于手小指末节桡侧，距指甲角 0.1 寸（指寸）。

② 功效主治

具有清热息风、醒神开窍的作用。主治心痛、惊风、昏迷、胸膜炎、喉炎、热病、前臂疼痛等病症。

③ 特效推拿

先以拇指、食指相对掐按少冲 2～3 分钟，再以拇指指端揉按少冲 2～3 分钟，最后以拇指尖端切压少冲 2～3 分钟。每天坚持推拿，可缓解心痛、惊风、热病等病症。

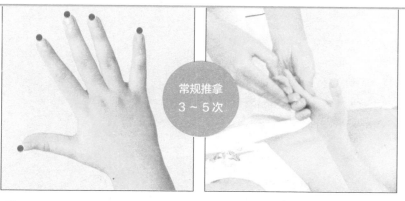

常规推拿
3 ~ 5 次

掐十宣

特效提示 ▶ 醒神开窍治高热

① 穴位定位

位于手十指尖端，距指甲游离缘 0.1 寸（指寸），左右共 10 个穴。

② 功效主治

具有醒神开窍治高热的作用。主治高热惊风、抽搐、烦躁不安、昏厥、神呆、精神恍惚等病症。

③ 特效推拿

一手持小儿的手，用另一手的拇指指甲依次从拇指掐至小指，称为掐十宣，常规掐 3 ~ 5 次。正确推拿，可缓解高热、抽搐等病症。

30

掐揉二马

特效提示 ▶ 顺气散结、利水通淋

① 穴位定位

位于手背，无名指及小指掌指关节后凹陷中。

② 功效主治

具有顺气散结、利水通淋的作用。主治牙痛、小便赤涩、小便淋漓、虚热咳喘、阴虚内热、烦躁不安等病症。

③ 特效推拿

一手持小儿的手，掌心向下，用另一手的拇指指甲重掐二马 3 ~ 5 次，再用拇指指腹揉 50 ~ 100 次。长期推拿，可缓解牙痛、小便赤涩、烦躁不安、阴虚内热等病症。

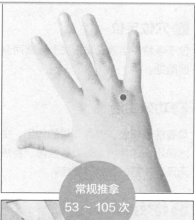

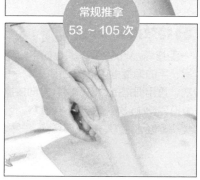

常规推拿
53 ~ 105 次

31

掐揉五指节

特效提示 安神镇惊通关窍

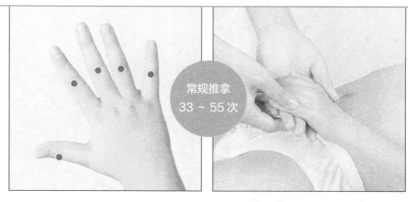

常规推拿
33 ~ 55 次

1 穴位定位

位于掌背面五指的第一掌指关节处。

2 功效主治

具有安神镇惊、通关开窍的作用。主治惊悸不安、惊风、吐涎、咳嗽、风痰、抽搐、夜啼、不寐等病症。

3 特效推拿

一手托着小儿的手，掌心向下，用另一手拇指指尖端依次从小儿的拇指掐至小指，掐 3 ~ 5 次，再用拇指指腹以顺时针方向从小儿的拇指揉按至小指，揉 30 ~ 50 次。长期推拿，可缓解夜啼、咳嗽等病症。

32

掐按二扇门

特效提示 清热解表治风寒

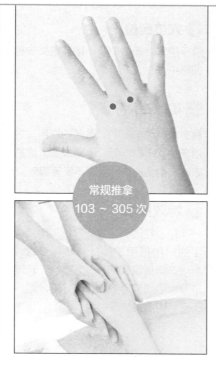

常规推拿
103 ~ 305 次

1 穴位定位

位于手背，当第三掌指关节近端两侧凹陷处。

2 功效主治

具有清热解表、健脾养胃的作用。主治鼻出血、惊风、呕吐、泄泻、身热无汗、抽搐、昏厥等病症。

3 特效推拿

一手托着小儿的手，掌心向下，用另一手的拇指指甲掐按二扇门 3 ~ 5 次，再用拇指指端以顺时针方向按揉 100 ~ 300 次。每天坚持推拿，可缓解呕吐、泄泻、惊风等病症。

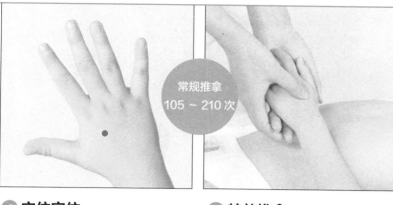

常规推拿
105 ～ 210 次

33

掐揉威灵

特效提示 醒神开窍治昏厥

① 穴位定位

位于手背，第二、三掌骨交缝处。

② 功效主治

具有醒神开窍、疏风解表的作用。主治急惊风、昏迷不醒、头痛、耳鸣等病症。

③ 特效推拿

一手托着小儿的手，掌心向下，用另一手的拇指指甲掐按威灵 5 ～ 10 次，再用拇指指端以顺时针方向按揉 100 ～ 200 次。每天坚持推拿，可缓解头痛、耳鸣等病症。

34

掐揉精宁

特效提示 行气化痰治咳嗽

常规推拿
105 ～ 210 次

① 穴位定位

位于手背，第四、五掌骨交缝处。

② 功效主治

具有行气化痰、宣肺止咳的作用。主治咳嗽痰多、疳积、痰喘、干呕、口眼㖞斜、惊风、昏厥等病症。

③ 特效推拿

一手托着小儿的手，掌心向下，用另一只手的拇指指甲掐按精宁 5 ～ 10 次，再用拇指端以顺时针方向按揉 100 ～ 200 次。每天坚持推拿，可缓解疳积、咳嗽、干呕等病症。

35

掐按液门

特效提示 清火散热消炎

常规推拿 1~3分钟

❶ 穴位定位

位于手背部，当第四、五指间，指蹼缘后方赤白肉际处。

❷ 功效主治

具有清火散热消炎的作用。主治中暑、昏迷、热病、心痛等病症。

❸ 特效推拿

用拇指指尖垂直按压液门1~3分钟，以局部有刺痛感为度。正确推拿，可缓解中暑、心痛、热病等病症。

36

揉按中渚

特效提示 清热通络、开窍益聪

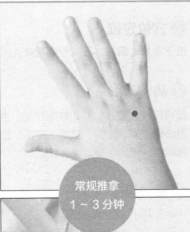

常规推拿 1~3分钟

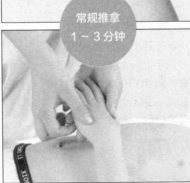

❶ 穴位定位

位于手背部，当无名指本节（掌指关节）的后方，第四、五掌骨间凹陷处。

❷ 功效主治

具有清热通络、开窍聪耳的作用。主治头痛、耳鸣、耳聋、头晕、咽喉痛、失眠等病症。

❸ 特效推拿

将拇指置于中渚上，用指腹揉按1~3分钟，以局部有酸胀感为度。每天坚持推拿，可缓解耳鸣、耳聋、头痛等病症。

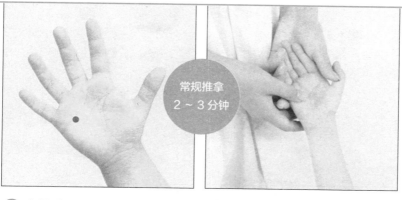

常规推拿
2～3分钟

① 穴位定位

位于手掌面，第四、五掌骨之间，握拳时，当小指尖处。

② 功效主治

具有清心泻热、理气活络的作用。主治失眠、心悸、胸痛、小便不利、遗尿、手掌麻木等病症。

③ 特效推拿

用拇指指腹按揉少府2～3分钟，以局部有酸胀感为度。每天坚持推拿，可缓解失眠、心悸、胸痛、手掌麻木等病症。

37

特效提示 ▷ 清心泻热、理气活络

按揉少府

38

① 穴位定位

位于手掌尺侧，微握拳，当小指本节（第五掌指关节）后的远侧掌横纹头赤白肉际处。

② 功效主治

具有舒经活络的作用。主治落枕、颈项强痛、鼻塞等病症。

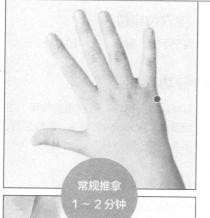

常规推拿
1～2分钟

③ 特效推拿

用拇指指腹按揉后溪1～2分钟，力度适中，以局部有酸胀感为度。每天坚持推拿，可缓解落枕、颈项强痛等病症。

特效提示 ▷ 舒经活络

按揉后溪

39

揉阳谷

特效提示 ▶ 明目安神、通经活络

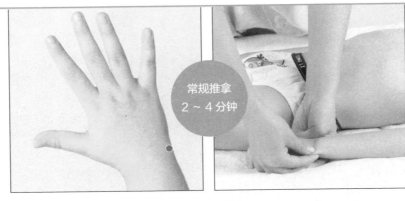

常规推拿
2 ~ 4 分钟

① 穴位定位

位于手腕尺侧，当尺骨茎突与三角骨之间的凹陷处。

② 功效主治

具有明目安神、通经活络的作用。主治目赤肿痛、手腕痛、牙痛、肩痛、神经性耳聋、耳鸣等病症。

③ 特效推拿

先用拇指指腹按揉阳谷 1 ~ 2 分钟，再将拇指与食指相对，用指腹掐揉 1 ~ 2 分钟。每天坚持推拿，可缓解手腕痛、耳鸣等病症。

40

揉按一窝风

特效提示 ▶ 温中行气、止惊风

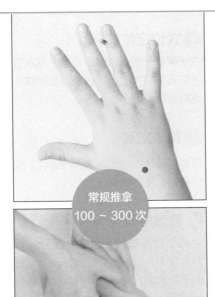

常规推拿
100 ~ 300 次

① 穴位定位

位于手背，腕横纹正中凹陷处。

② 功效主治

具有温中行气、疏风解表的作用。主治腹痛、肠鸣、关节痹痛、伤风感冒、小儿惊风、昏厥等病症。

③ 特效推拿

一手持小儿的手，掌心向下，用另一手的拇指指端以顺时针方向揉按一窝风 100 ~ 300 次。每天坚持推拿，可缓解伤风感冒、小儿惊风等病症。

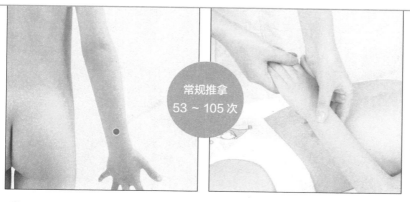

常规推拿
53 ~ 105 次

① 穴位定位

位于前臂背侧，一窝风之后3寸处。膊阳池又称支沟。

② 功效主治

具有解表利尿、调理肠道的作用。主治感冒、大便秘结等病症。

③ 特效推拿

一手握小儿的手，掌心向下，用另一手拇指指甲重掐膊阳池3 ~ 5次，再用拇指指端以顺时针方向揉按50 ~ 100次。每天坚持推拿，可缓解感冒、头痛、便秘等病症。

41
特效提示 解表利尿止头痛
掐揉膊阳池

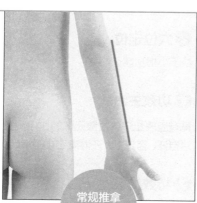

常规推拿
100 ~ 300 次

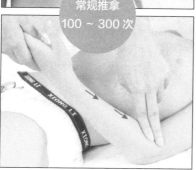
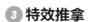

① 穴位定位

位于前臂桡侧，阳池至曲池成一直线。

② 功效主治

具有温阳散寒、发汗解表的作用。主治发热、恶寒、无汗、气血虚弱、病后体虚、阳虚肢冷、疹出不透、风寒感冒等病症。

③ 特效推拿

一手托住小儿的手腕，合并另一手的食指、中指，用指腹从小儿的手腕推向肘部，称推三关，推100 ~ 300次。每天坚持推拿，可缓解发热、感冒等病症。

42

特效提示 温阳散寒、发汗解表
推三关

43

清天河水

特效提示 清热解表、泻火除烦

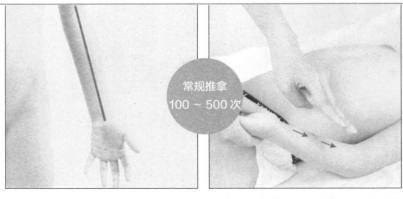

常规推拿
100 ~ 500 次

① 穴位定位

位于前臂正中,自腕至肘,成一直线。

② 功效主治

具有清热解表、泻火除烦的作用。主治外感发热、五心烦热、口燥咽干、唇舌生疮、夜啼、感冒、头痛等病症。

③ 特效推拿

一手握住小儿的手,掌心向上,另一手的食指、中指指腹从小儿的手腕推向手肘,称清天河水,推 100 ~ 500 次。每天坚持推拿,可缓解发热、感冒、头痛等病症。

44

揉按肾顶

特效提示 固表止汗、收敛元气

常规推拿
100 ~ 500 次

① 穴位定位

位于小指顶端。

② 功效主治

具有固表止汗、收敛元气的作用。主治自汗、盗汗、大汗淋漓不止等病症。

③ 特效推拿

一手托住小儿手掌,掌心向上,用另一手的拇指指端以顺时针方向揉按肾顶 100 ~ 500 次。每天坚持推拿,可缓解自汗、盗汗、大汗淋漓不止等病症。

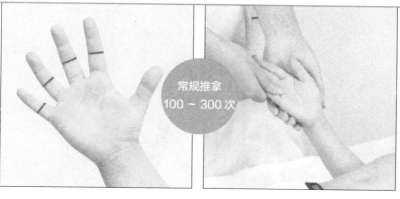

45

推四横纹

常规推拿
100 ~ 300 次

① 穴位定位

位于掌面，食指、中指、无名指、小指第一指间关节的 4 条横纹。

② 功效主治

具有退热除烦、散结消食的作用。主治小儿疳积、消化不良、腹胀、厌食、咳喘、发热、烦躁等病症。

③ 特效推拿

让小儿四指并拢，用拇指指腹从食指横纹推向小指横纹处，称推四横纹，推 100 ~ 300 次。每天坚持推拿，可缓解消化不良、腹胀、疳积等病症。

46

特效提示 镇静清热通经络

掐揉合谷

① 穴位定位

位于手背，第一、二掌骨间，当第二掌骨桡侧的中点处。

② 功效主治

具有镇静止痛、通经活经、清热解表的作用。主治小儿外感头痛、头晕、耳鸣、鼻炎、扁桃体炎等病症。

③ 特效推拿

用拇指指端先重掐合谷 3 ~ 5 次，再以顺时针的方向揉按 50 ~ 100 次。每天坚持推拿，可缓解头痛、头晕、耳鸣、牙痛等病症。

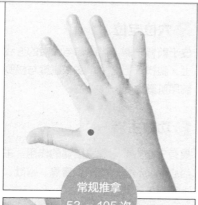

常规推拿
53 ~ 105 次

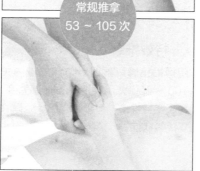

47

揉按外关

常规推拿
100 ~ 500 次

1 穴位定位

位于前臂背侧，当阳池与肘尖的连线上，腕背横纹上2寸，尺骨与桡骨之间。

2 功效主治

具有补阳益气、消肿止痛的作用。主治手指疼痛、耳鸣、热病等病症。

3 特效推拿

用拇指指腹以顺时针方向揉按外关100 ~ 500次，力度稍重，以局部有酸胀感为度。每天坚持推拿，可缓解肘臂屈伸不利、头痛、目赤肿痛等病症。

48

揉按内关

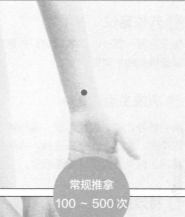

常规推拿
100 ~ 500 次

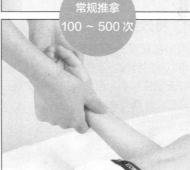

1 穴位定位

位于前臂掌侧，当曲泽与大陵的连线上，腕横纹上2寸，掌长肌腱与桡侧腕屈肌腱之间。

2 功效主治

具有宁心安神、理气镇痛的作用。主治心痛、心悸、胸闷、胃痛、呕吐、上肢痹痛等病症。

3 特效推拿

用拇指指腹以顺时针方向揉按内关100 ~ 500次，以局部有酸胀感为度。每天坚持推拿，可缓解心痛、心悸、胃痛等病症。

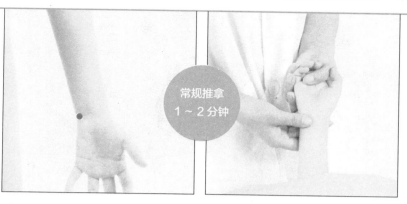

常规推拿
1 ~ 2分钟

49

特效提示 ▶ 宁心安神

按揉神门

① 穴位定位

位于腕部，腕掌侧横纹尺侧端，尺侧腕屈肌腱的桡侧凹陷处。

② 功效主治

具有益心安神、通经活络的作用。主治失眠、惊悸、胸胁痛、前臂麻木等病症。

③ 特效推拿

将拇指置于神门上，用指腹按揉 1 ~ 2 分钟，以局部有酸胀感为度。每天坚持推拿，可缓解前臂麻木、失眠、惊悸等病症。

50

特效提示 ▶ 解表退热治感冒

揉按曲池

① 穴位定位

位于肘横纹外侧端，屈肘，当尺泽与肱骨外上髁连线的中点。

② 功效主治

具有解表退热、宣肺止咳的作用。主治风热感冒、咽喉肿痛、抽搐、咳喘等病症。

③ 特效推拿

将拇指置于曲池上，用指腹以顺时针方向揉按 100 次，以局部有酸胀感为度。每天坚持推拿，可缓解风热感冒、咽喉肿痛等病症。

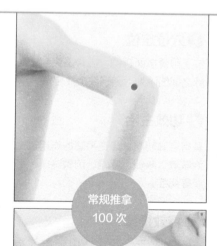

常规推拿
100 次

51

弹拨尺泽

特效提示 ▶ 清肺热、平喘咳

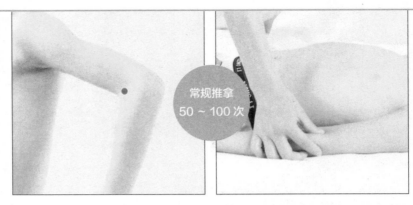

常规推拿
50 ~ 100 次

1 穴位定位

位于肘横纹中，肱二头肌腱桡侧凹陷处。

2 功效主治

具有清肺热、平喘咳的作用。主治气管炎、咳嗽、咯血、肘关节疼痛等病症。

3 特效推拿

将拇指置于尺泽上，用指腹弹拨50 ~ 100 次，以局部皮肤潮红为度。长期推拿，可缓解气管炎、咳嗽、咯血、肘关节疼痛等病症。

52

弹拨经渠

特效提示 ▶ 宣肺利咽

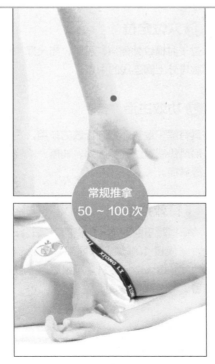

常规推拿
50 ~ 100 次

1 穴位定位

位于前臂掌面桡侧，桡骨茎突与桡动脉之间凹陷处，腕横纹上 1 寸。

2 功效主治

具有宣肺利咽、降逆平喘的作用。主治咳嗽、咳痰、哮喘、前臂冷痛、疟疾等病症。

3 特效推拿

将拇指置于经渠上，用指腹弹拨50 ~ 100 次，以局部皮肤潮红为度。每天坚持推拿，可缓解咳嗽、咳痰、胸闷、哮喘等病症。

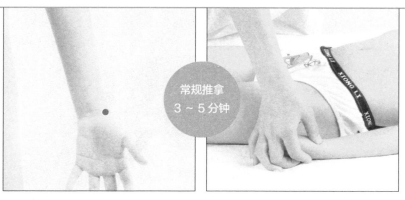

常规推拿
3 ~ 5 分钟

① 穴位定位

位于腕掌侧横纹桡侧，当桡动脉搏动处。

② 功效主治

具有止咳化痰、通调血脉的作用。主治咯血、胸闷、手掌冷痛麻木、支气管炎、失眠等病症。

③ 特效推拿

将拇指置于太渊上，用指端弹拨3 ~ 5分钟，以局部皮肤潮红为度。长期坚持推拿，可缓解胸闷、手掌冷痛麻木、支气管炎等病症。

53

特效提示 ▶ 止咳化痰、通调血脉

弹拨太渊

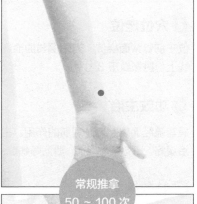

① 穴位定位

位于前臂桡侧缘，桡骨茎突上方，腕横纹上 1.5 寸，当肱桡肌腱与拇长展肌腱之间。

② 功效主治

具有止咳平喘、通经活络的作用。主治肺部疾病、头痛、颈痛、咽痛等病症。

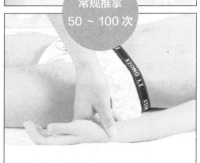

常规推拿
50 ~ 100 次

③ 特效推拿

将拇指置于列缺上，用指腹揉按或弹拨 50 ~ 100 次，以局部有酸胀感为度。每天坚持推拿，可缓解咳嗽、胸闷、咳痰、头痛、颈痛等病症。

54

特效提示 ▶ 止咳平喘、通经活络

揉按列缺

55

揉按阳溪

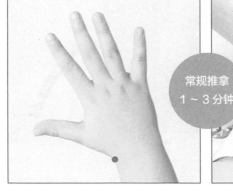

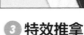

常规推拿
1 ~ 3 分钟

❶ 穴位定位

位于腕背横纹桡侧，手拇指向上翘起时，当拇短伸肌腱与拇长伸肌腱之间的凹陷中。

❷ 功效主治

具有清热散风、舒筋利节的作用。主治头痛、目赤肿痛、耳鸣等病症。

❸ 特效推拿

将拇指置于阳溪上，用指腹揉按 1 ~ 3 分钟，以局部有酸胀感为度。每天坚持推拿，可缓解头痛、咽部及口腔疾病、目赤肿痛、耳鸣等病症。

56

弹拨上廉

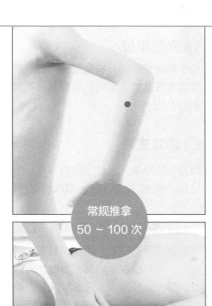

常规推拿
50 ~ 100 次

❶ 穴位定位

位于前臂背面桡侧，当阳溪与曲池连线上，肘横纹下 3 寸处。

❷ 功效主治

具有疏经通络、清肠利腑的作用。主治腹痛、上肢痹痛、肠鸣、泄泻等病症。

❸ 特效推拿

将拇指置于上廉上，用指腹弹拨 50 ~ 100 次，以局部皮肤潮红为度。每天坚持推拿，可缓解肠鸣、泄泻、肩周疼痛等病症。

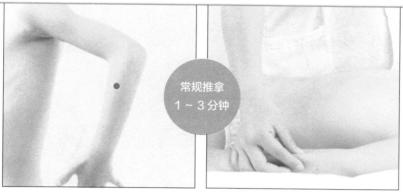

常规推拿
1～3分钟

57

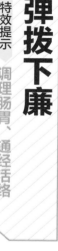

① 穴位定位

位于前臂背面桡侧，阳溪与曲池连线上，肘横纹下4寸。

② 功效主治

具有调理肠胃、通经活络的作用。主治腹痛、腹胀、前臂痛、头痛等病症。

③ 特效推拿

将拇指置于下廉上，用指腹弹拨1～3分钟，以局部皮肤潮红为度。每天坚持推拿，可缓解腹痛、腹胀、前臂痛等病症。

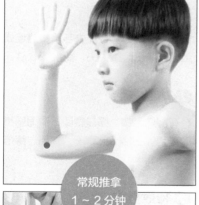

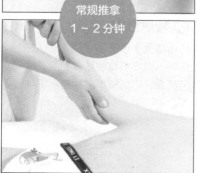

常规推拿
1～2分钟

58

① 穴位定位

屈肘，位于肘横纹内侧端与肱骨内上髁连线的中点处。

② 功效主治

具有理气通络、益心安神的作用。主治前臂麻木、头痛、牙痛等病症。

③ 特效推拿

将拇指置于少海上，用指腹揉按1～2分钟，以局部有酸胀感为度。每天坚持推拿，可缓解前臂麻木、肘痛、牙痛等病症。

小儿下肢部腧穴

01

揉按委中

特效提示 舒通经络、熄风止痉

常规推拿
200 ~ 300 次

1 穴位定位

位于腘横纹中点，当股二头肌腱与半腱肌肌腱的中间。

2 功效主治

具有舒筋活络、泻热清暑、熄风止痉的作用。主治惊风、抽搐、下肢痿软无力、腹痛、遗尿等病症。

3 特效推拿

用拇指指腹以顺时针方向揉按委中200 ~ 300 次，力度由轻至重。长期推拿，可缓解惊风、抽搐、腹痛、遗尿、下肢痿软无力等病症。

02

揉按承筋

特效提示 疏筋活络

1 穴位定位

位于小腿后面，当委中与承山的连线上，腓肠肌肌腹中央，委中下 5 寸。

2 功效主治

具有舒筋活络、强健腰膝、清泻肠热的作用。主治下肢挛痛、抽筋、痔疮等病症。

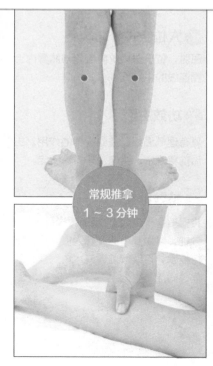

常规推拿
1 ~ 3 分钟

3 特效推拿

将拇指置于承筋上，用指腹揉按 1 ~ 3 分钟，以局部有酸胀感为度。每天坚持推拿，可缓解小腿抽筋、下肢疼痛等病症。

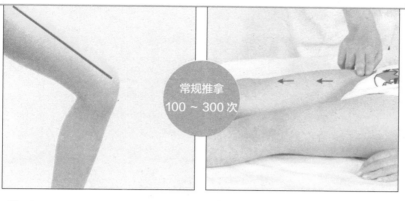

常规推拿
100 ~ 300 次

03

特效提示 ▶ 清热利尿治水泻

推箕门

① 穴位定位

位于大腿内侧，膝盖上缘至腹股沟成一直线。

② 功效主治

具有健脾渗湿、通利下焦的作用。主治小便赤涩不利、尿闭等病症。

③ 特效推拿

将食指、中指并拢，用指腹从腹股沟部位推至膝盖内侧上缘，操作100 ~ 300 次。长期推拿，可缓解小便赤涩不利、尿闭等病症。

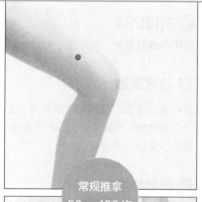

① 穴位定位

屈膝，位于大腿内侧，髌底内侧端上3寸，即血海上1寸。

② 功效主治

具有祛风活血、驱虫止痒的作用。主治下肢瘫痪及痹痛、四肢抽搐、惊风、昏迷不醒、湿疹、皮炎等病症。

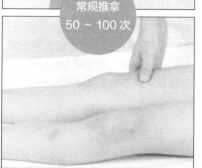

常规推拿
50 ~ 100 次

③ 特效推拿

用拇指指腹以顺时针的方向揉按百虫窝50 ~ 100 次，以局部有酸胀感为度。长期推拿，可缓解下肢瘫痪、下肢痹痛等病症。

04

特效提示 ▶ 祛风活血治瘙痒

揉按百虫窝

05

特效提示　健脾理气、通经活络

揉按阴陵泉

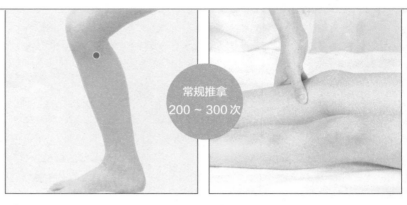

常规推拿
200 ~ 300 次

1 穴位定位

位于小腿内侧，当胫骨内侧髁后下方凹陷处。

2 功效主治

具有健脾理气、通经活络的作用。主治遗尿、尿潴留、尿失禁、尿路感染、腹水、消化不良等病症。

3 特效推拿

用拇指指腹以顺时针方向揉按阴陵泉200 ~ 300次，以局部有酸胀感为度。长期推拿，可缓解遗尿、腹水、痢疾等病症。

06

特效提示　熄风定惊、行气通络

揉按前承山

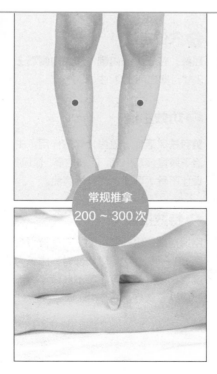

常规推拿
200 ~ 300 次

1 穴位定位

位于小腿胫骨旁，与后承山相对。

2 功效主治

具有熄风定惊、行气通络的作用。主治下肢抽搐、脊髓灰质炎、肌肉萎缩、惊风、昏迷不醒等病症。

3 特效推拿

用拇指指腹以顺时针方向揉按前承山200 ~ 300次，以局部有酸胀感为度。每天坚持推拿，可缓解下肢抽搐、下肢酸软等病症。

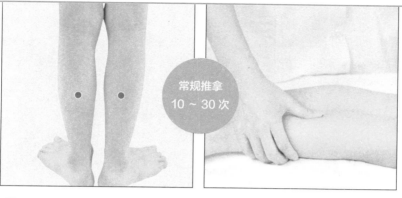

常规推拿
10 ~ 30 次

07

拨后承山

特效提示 通经活络止抽搐

❶ 穴位定位

位于小腿后面正中，委中与昆仑之间，当伸直小腿或足跟上提时腓肠肌肌腹下出现的尖角凹陷处。

❷ 功效主治

具有理气止痛、舒筋活络、消痔的作用。主治惊风抽搐、便秘等病症。

❸ 特效推拿

用拇指指腹横向拨动后承山 10 ~ 30 次，以局部皮肤潮红为度。长期推拿，可缓解惊风、抽搐、下肢痿软、痔疮等病症。

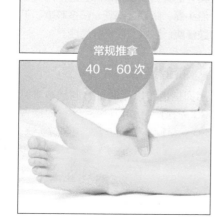

常规推拿
40 ~ 60 次

08

揉按三阴交

特效提示 通经活络、调和气血

❶ 穴位定位

位于小腿内侧，当足内踝尖上 3 寸，胫骨内侧缘后方。

❷ 功效主治

具有通经活络、调和气血的作用。主治遗尿、小便频数、涩痛不利、癃闭、下肢痿软、贫血、乏力、失眠等病症。

❸ 特效推拿

用拇指指腹以顺时针方向揉按三阴交 20 ~ 30 次，再以逆时针的方向揉按 20 ~ 30 次。长期推拿，可缓解遗尿、小便频数等病症。

09

揉按足三里

特效提示 ▶ 通络导滞治腹泻

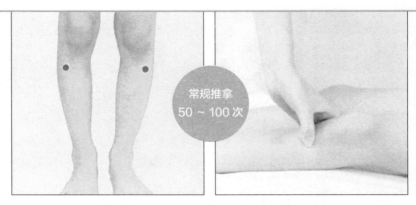

常规推拿
50 ～ 100 次

❶ 穴位定位

位于小腿前外侧，当犊鼻下 3 寸，距胫骨前缘一横指（中指）。

❷ 功效主治

具有健脾和胃、通经活络的作用。主治呕吐、腹泻、腹胀、肠鸣、下肢痿痹、便秘、疳积、腹痛等病症。

❸ 特效推拿

用拇指指腹用力按压足三里一下，然后以顺时针方向揉按三下，称一按三揉，一按三揉为 1 次，操作 50 ～ 100 次。长期推拿，可缓解腹泻、便秘等病症。

10

揉按丰隆

特效提示 ▶ 化痰平喘和胃气

常规推拿
60 ～ 100 次

❶ 穴位定位

位于小腿前外侧，当外踝尖上 8 寸，条口外，距胫骨前缘二横指（中指）。

❷ 功效主治

具有健脾化痰、和胃降逆的作用。主治头痛、眩晕、癫狂、痰多咳嗽、下肢痿痹、腹胀、便秘等病症。

❸ 特效推拿

用拇指指腹以顺时针方向揉按丰隆 30 ～ 50 次，再以逆时针方向揉按 30 ～ 50 次。长期推拿，可缓解头痛、癫狂、咳嗽、腹胀等病症。

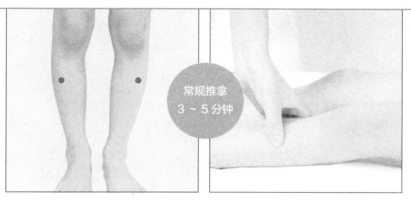

常规推拿
3～5分钟

11

揉按上巨虚

特效提示 ▷ 通经活络调肠胃

① 穴位定位

位于小腿前外侧，当犊鼻下6寸，距胫骨前缘一横指（中指）。

② 功效主治

具有通经活络、调和肠胃的作用。主治阑尾炎、胃肠炎、泄泻、便秘、下肢痉挛、膝关节肿痛等病症。

③ 特效推拿

用拇指指腹用力按压上巨虚一下，然后以顺时针的方向揉按三下，称一按三揉，操作3～5分钟。长期推拿，可缓解肠胃炎、泄泻、膝关节肿痛、痉挛等病症。

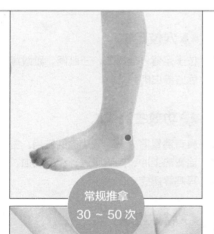

常规推拿
30～50次

12

揉按昆仑

特效提示 ▷ 散热化气、通经活络

① 穴位定位

位于足部外踝后方，当外踝尖与跟腱之间的凹陷处。

② 功效主治

具有散热化气、通经活络的作用。主治头痛、小儿惊风、腰腿疼痛、下肢痉挛、足跟痛等病症。

③ 特效推拿

将食指、中指并拢，用指腹上下揉按昆仑30～50次，以局部有酸胀感为度。长期推拿，可缓解头痛、小儿惊风等病症。

13

掐解溪

特效提示 清胃化痰、镇惊、安神

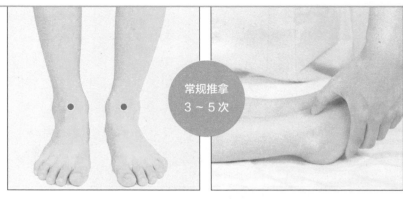

常规推拿
3～5次

❶ 穴位定位

位于足背与小腿交界处的横纹中央凹陷中，当拇长伸肌腱与趾长伸肌腱之间。

❷ 功效主治

具有清胃化痰、镇惊安神的作用。主治下肢痿痹、踝关节病等病症。

❸ 特效推拿

将拇指置于解溪上，用指尖重掐3～5次，以局部有酸痛感为度。长期推拿，可缓解下肢痿痹、头痛、便秘等病症。

14

揉按内庭

特效提示 清胃泻火、理气止痛

常规推拿
1～2分钟

❶ 穴位定位

位于足背，当第二、三趾间，趾蹼缘后方赤白肉际处。

❷ 功效主治

具有清胃泻火、理气止痛的作用。主治胃热上冲、胸腹胀满、小便出血、耳鸣等病症。

❸ 特效推拿

将拇指置于内庭上，用指腹揉按1～2分钟，以局部有酸胀感为度。长期推拿，可缓解胃热上冲、胸腹胀满等病症。

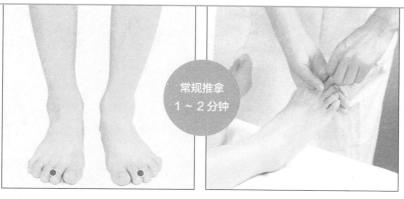

常规推拿
1～2分钟

① 穴位定位

位于足第二趾末节外侧，距趾甲角
0.1寸（指寸）。

② 功效主治

具有清热和胃、苏厥醒神的作用。
主治咽喉肿痛、腹胀腹痛、热病、
多梦、惊啼等病症。

③ 特效推拿

将拇指与食指相对，用手指关节夹按
厉兑1～2分钟，以局部皮肤潮红
为度。长期推拿，可缓解咽喉肿痛、
多梦等病症。

15

特效
提示 ▷ 清热和胃、苏厥醒神

夹按厉兑

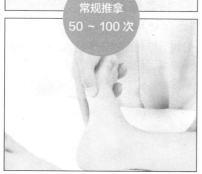

常规推拿
50～100次

① 穴位定位

位于足内侧缘，当足大趾本节（第一
跖趾关节）后下方赤白肉际凹陷处。

② 功效主治

具有健脾和胃、清热化湿的作用。主
治腹胀、胃痛、完谷不化、肠鸣、腹
泻等病症。

③ 特效推拿

将拇指置于太白上，用指腹推按太白
50～100次，以局部皮肤潮红为度。
每天坚持推拿，可缓解脾虚、腹胀、
胃痛等病症。

16

特效
提示 ▷ 健脾强消化

推按太白

17

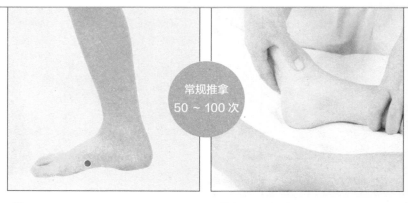

按揉公孙

特效提示 健脾胃、助消化

常规推拿
50 ~ 100 次

① 穴位定位

位于足内侧缘，当第一跖骨基底的前下方。

② 功效主治

具有健脾胃、助消化的作用。主治腹痛、呕吐、水肿、胃痛、消化不良等病症。

③ 特效推拿

将拇指置于公孙上，用指腹按揉50 ~ 100次，以局部皮肤潮红为度。每天坚持推拿，可改善腹痛、呕吐、消化不良等病症。

18

推揉商丘

特效提示 健脾消食

① 穴位定位

位于足内踝前下方凹陷中，当舟骨结节与内踝尖连线的中点处。

② 功效主治

具有健脾化湿、通调肠胃的作用。主治便秘、肠鸣、泄泻、腹胀等病症。

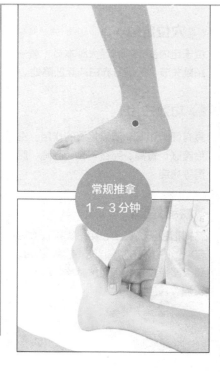

常规推拿
1 ~ 3 分钟

③ 特效推拿

将拇指置于商丘上，用指腹推揉1 ~ 3分钟，以局部皮肤潮红为度。每天坚持推拿，可缓解便秘、肠鸣、泄泻等病症。

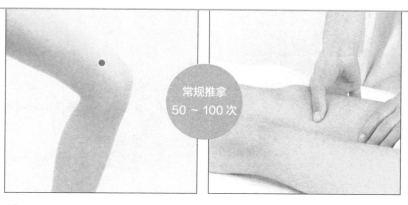

常规推拿
50 ~ 100 次

① 穴位定位

屈膝，位于大腿内侧，髌底内侧端上2寸，股四头肌内侧头的隆起处。

② 功效主治

具有调经统血、健脾化湿的作用。主治湿疹、荨麻疹、膝痛、腹胀等病症。

③ 特效推拿

将拇指置于血海上，用指腹按揉50 ~ 100 次，以局部有酸胀感为度。每天坚持推拿，可缓解湿疹、荨麻疹、气逆、腹胀等病症。

19

揉按血海

特效提示 ▷ 调经统血健脾化湿

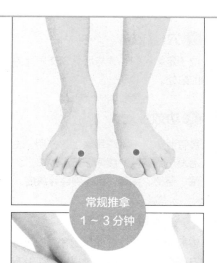

常规推拿
1 ~ 3 分钟

① 穴位定位

位于足背侧，第一、二趾间，趾蹼缘的后方赤白肉际处。

② 功效主治

具有清肝泄热、凉血安神、熄风活络的作用。主治耳鸣、耳聋、眩晕等病症。

③ 特效推拿

将两手拇指交叠，以指腹点按行间1 ~ 3 分钟，以局部有酸胀感为度。每天坚持推拿，可改善遗尿、疝气、耳鸣、耳聋、眩晕等病症。

20

点按行间

特效提示 ▷ 熄风活络

21

揉按太冲

特效提示 疏肝养血、清利下焦

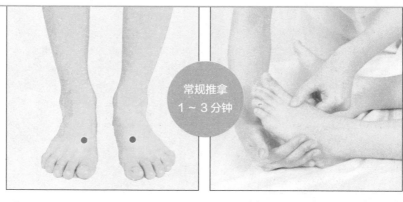

常规推拿
1～3分钟

① 穴位定位

位于足背侧，当第一跖骨间隙的后方凹陷处。

② 功效主治

具有疏肝养血、清利下焦的作用。主治头晕、目眩、遗尿、胸胁胀痛等病症。

③ 特效推拿

将拇指置于太冲上，用指腹揉按1～3分钟，以局部皮肤潮红为度。每天坚持推拿，可缓解头晕、遗尿、胸胁胀痛等病症。

22

推揉涌泉

特效提示 散热生气治失眠

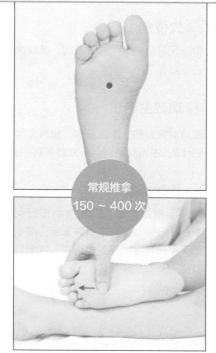

常规推拿
150～400次

① 穴位定位

位于足掌心前 1/3 与后 2/3 交界处的凹陷处。

② 功效主治

具有泄热宁神、聪耳明目的作用。主治发热、呕吐、腹泻、五心烦热、失眠、便秘、头痛、目赤肿痛等病症。

③ 特效推拿

将拇指指腹按压在涌泉上，先向足趾方向推 50～100 次，再以顺时针方向揉按 100～300 次。长期推拿，可缓解发热、呕吐、失眠等病症。

PART 3

让孩子不生病的秘诀
——小儿日常保健推拿

在孩子的成长过程中，容易出现食欲不振、烦躁哭闹、消化不良、视力下降等问题，这些小儿日常出现的不适，与其待它发生之后忧心烦恼，不如平时就进行预防。推拿相关穴位、经络，为小儿保护视力、强健骨骼、益智补脑，解除您的烦恼。

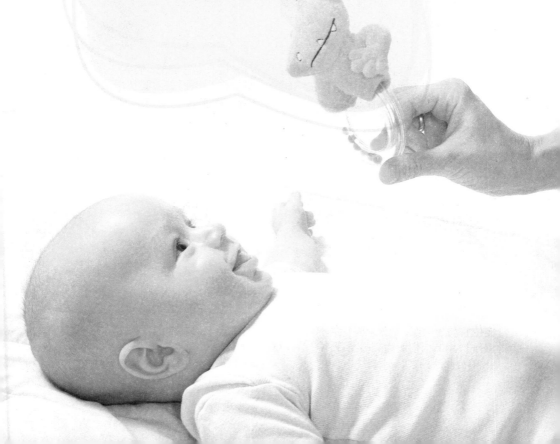

01 保护视力（给宝宝一双明亮灵动的眼睛）

. 保护视力 .
推拿疗法扫扫看

青少年的近视问题牵动着每一位父母的心，因此如何保护好孩子的视力，是父母日常照料孩子的一大事项。保护眼睛、预防近视首先要纠正孩子不良的坐姿以及不良的用眼方式，还可以对眼部周围的穴位进行推拿，辅助调节眼部周围的血液循环，达到保护眼睛、改善视力的目的。

—— 推拿疗法 ——

1 揉按睛明

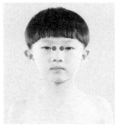
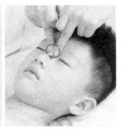

| 定位 | 位于面部，目内眦角稍上方凹陷处。
| 操作 | 用中指（或食指）指腹揉按睛明1 ~ 2分钟，以局部有酸胀感为宜。

2 推按攒竹

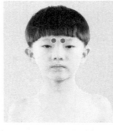
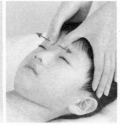

| 定位 | 位于面部，眉头陷中，眶上切迹处。
| 操作 | 用拇指指腹从眉头攒竹推按至眉尾，操作5 ~ 10次，力度适中，以局部有酸胀感为宜。

3 点按瞳子髎

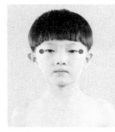
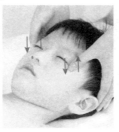

| 定位 | 位于面部，目外眦旁，眶外侧缘处。
| 操作 | 用拇指指腹点按瞳子髎10次，以局部有酸胀感为宜。

4 揉按承泣

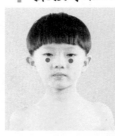
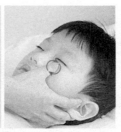

| 定位 | 位于面部，瞳孔直下，当眼球与眼眶下缘之间。
| 操作 | 用拇指指腹揉按承泣1 ~ 2分钟，以局部有酸胀感为宜。

02 益智补脑（开发儿童智力）

　　现代父母不仅关心宝宝的身体发育情况，而且越来越注重宝宝的智力发育，希望宝宝可以健康聪明。父母平常除了给孩子提供智力和身体发育的营养需求外，也可以通过抚触、推拿等方法，促进脑部周围的血液循环，刺激儿童的智力发育，达到益智补脑的目的。

益智补脑
推拿疗法扫扫看

推拿疗法

1 揉按百会

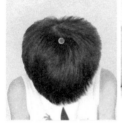 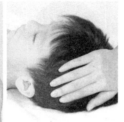

| 定位 | 位于头部，当前发际正中直上 5 寸，或两耳尖连线的中点处。

| 操作 | 将手掌按在头顶中央的百会穴上，以顺时针方向揉按 20 圈，再以逆时针方向揉按 20 圈。

2 揉按四神聪

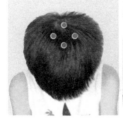 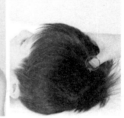

| 定位 | 位于头顶部，当百会前后左右各 1 寸，共 4 穴。

| 操作 | 用拇指指腹揉按四神聪 30 ~ 50 圈，以局部皮肤潮红为度。

3 揉按内关

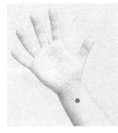 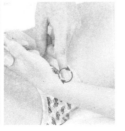

| 定位 | 位于前臂掌侧，腕横纹上 2 寸，掌长肌腱与桡侧腕屈肌腱之间。

| 操作 | 用食指（或拇指）指腹以顺时针方向揉按内关 100 次，以局部有酸胀感为度。

4 揉按太阳

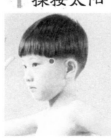 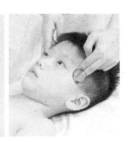

| 定位 | 位于颞部，当眉梢与目外眦之间，向后约一横指的凹陷处。

| 操作 | 将食指、中指并拢，用指腹以顺时针的方向揉按太阳 200 ~ 300 次。

03 清热泻火（体不上火小儿安）

清热泻火
推拿疗法扫扫看

小儿在季节变换或天气炎热、干燥的时候容易上火，体内水分流失，出现便秘、扁桃体炎、牙痛等病症。防治上火，父母可以从饮食上改变孩子的不良习惯，除此之外，还可以通过推拿相关穴位来帮助小儿清热泻火，缓解上火导致的不适症状。

推拿疗法

1 退六腑

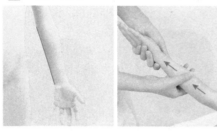

| 定位 | 位于前臂尺侧，阴池至肘，成一直线。
| 操作 | 用拇指指腹自肘推向腕，称退六腑或推六腑，操作 100 ~ 300 次，力度由轻至重，再由重至轻。

2 掐提耳尖

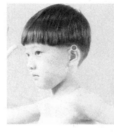
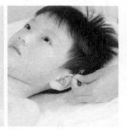

| 定位 | 位于耳郭的上方，当折耳向前，耳郭上方的尖端处。
| 操作 | 将拇指与食指、中指相对，掐提耳尖 10 次，力度由轻至重。

3 挟提大椎

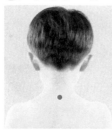
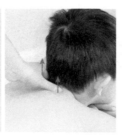

| 定位 | 位于后正中线上，第七颈椎棘突下凹陷中。
| 操作 | 用拇指和食指、中指相对，挟提大椎 100 次，力度由轻至重。

4 清天河水

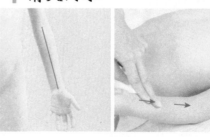

| 定位 | 位于前臂正中，自腕至肘成一直线。
| 操作 | 将食指、中指并拢，用指腹从小儿的手腕推向手肘，重复操作 100 次，以局部皮肤潮红为度。

04 养心安神（哭闹少，神气佳）

小儿神气怯弱，若受惊则容易哭闹，甚至在日常生活中，可经常不明原因地烦躁哭闹，有时怎么也哄不住，母亲除了辨别出小儿哭闹的原因，对因处理之外，日常也可通过推拿相关穴位来辅助小儿养心定神，减少哭闹。

养心安神
推拿疗法扫扫看

推拿疗法

1 掐压山根

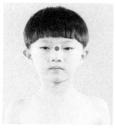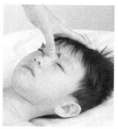

| 定位 | 位于两眼内眦连线中点与印堂之间的斜坡上。

| 操作 | 用拇指指端掐压山根 30 次，以局部有酸胀感为度。

2 揉按耳门

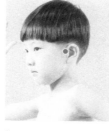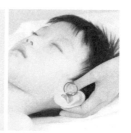

| 定位 | 位于面部，当耳屏上切迹的前方，下颌骨髁状突后缘，张口有凹陷处。

| 操作 | 用拇指指腹揉按耳门 30 ~ 50 次，以局部皮肤潮红为度。

3 揉按百会

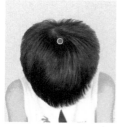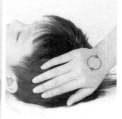

| 定位 | 位于头部，当前发际正中直上 5 寸，或两耳尖连线的中点处。

| 操作 | 用手掌以顺时针方向揉按百会 50 圈，以局部皮肤潮红为度。

4 揉按四神聪

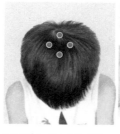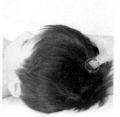

| 定位 | 位于头顶部，当百会前后左右各 1 寸，共四穴。

| 操作 | 用拇指指腹揉按四神聪 30 ~ 50 圈，以局部有酸胀感为度。

05 消食化积 （脾胃好，营养吸收好）

消食化积
推拿疗法扫扫看

　　小儿脾胃功能较弱，若饮食不节就容易产生积食，食积不化，容易造成腹胀、食欲不振，甚至是疳积，表现为舌苔厚、口臭、唇红、小便黄、大便干，平时很乖的宝宝可能变得烦躁闹人。采用推拿疗法刺激相应穴位可以起到消食化积的作用，改善小儿的不适。

推拿疗法

1 揉按中脘

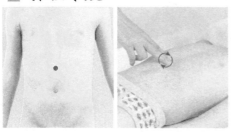

| 定位 | 位于上腹部，前正中线上，当脐中上 4 寸。
| 操作 | 合并食指、中指，以两指指腹以顺时针方向揉按中脘 80 ~ 100 次，以局部皮肤发热为度。

2 揉按气海

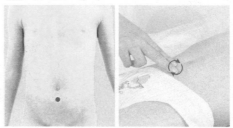

| 定位 | 位于下腹部，前正中线上，当脐下 1.5 寸。
| 操作 | 将食指、中指并拢，用指腹以顺时针方向揉按气海 80 ~ 100 次。

3 揉按天枢

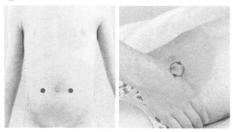

| 定位 | 位于腹中部，距脐中 2 寸。
| 操作 | 用拇指指腹揉按天枢 100 次，力度适中，以局部皮肤发热为度。

4 推胁肋

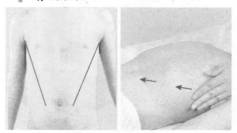

| 定位 | 位于腋下两胁到肚脐旁边 2 寸的天枢处，呈一直线。
| 操作 | 用手掌从腋下推到天枢处 100 次，力度适中，以局部皮肤发热为度。

06 调理肠道（排出毒素，一身轻松）

很多小孩不爱吃蔬菜，喜欢高脂肪、高胆固醇的食品，这样容易造成肠胃蠕动缓慢，食物残渣在肠道中停滞时间过久，从而引起便秘。除了引导小儿要逐渐增加膳食纤维摄入量、多饮水、进行排便训练等之外，家长还可以运用推拿疗法为小孩调理肠道。

调理肠道，
推拿疗法扫扫看

推拿疗法

1 分推腹部

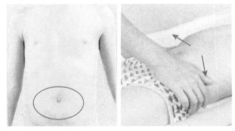

| 定位 | 位于腹部。
| 操作 | 用双手手掌按压在腹部，向腰侧分推 50 ～ 100 次。

2 揉按乳根

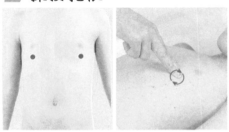

| 定位 | 位于胸部，当乳头直下，乳房根部，第五肋间隙，距前正中线 4 寸。
| 操作 | 将食指、中指并拢，用指腹以顺时针方向揉按乳根 200 ～ 300 次。

3 摩动神阙

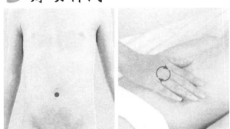

| 定位 | 位于腹中部，脐中央。
| 操作 | 将手掌放在神阙上，手掌不要紧贴皮肤，在皮肤表面做顺时针回旋性摩动 100 ～ 200 次。

4 揉按气海

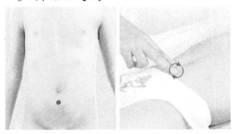

| 定位 | 位于下腹部，前正中线上，当脐下 1.5 寸。
| 操作 | 将食指、中指并拢，用指腹以顺时针方向揉按气海 80 ～ 100 次。

117

07 健脾养胃（脾胃好，吃饭香）

健脾养胃
推拿疗法扫扫看

小儿脾胃娇弱，外感或内伤都容易使脾胃功能紊乱，出现食欲不振、泄泻、消瘦等病症。由于小儿自我保护能力差，如果增减衣服不及时，或者乱吃东西，易发生腹泻、腹痛等消化道疾病。中医推拿疗法可治已病、防未病，保护小儿脾胃。

推拿疗法

1 分推膻中

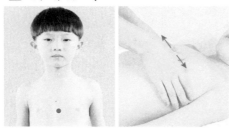

| **定位** | 位于胸部，当前正中线上，平第四肋间，两乳头连线的中点。
| **操作** | 用拇指指腹从膻中向两边分推至乳头处，操作 30 ~ 50 次。

2 揉按中脘

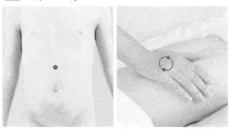

| **定位** | 位于上腹部，前正中线上，当脐上4 寸。
| **操作** | 用手掌揉按中脘 100 ~ 200 次，以局部皮肤发热为度。

3 揉按脾俞

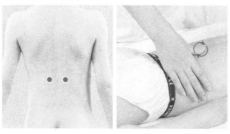

| **定位** | 位于背部，当第十一胸椎棘突下，旁开 1.5 寸。
| **操作** | 用拇指指腹以顺时针方向揉按脾俞50 ~ 100 次，以局部有酸胀感为度。

4 揉按胃俞

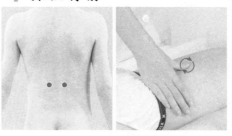

| **定位** | 位于背部，当第十二胸椎棘突下，旁开 1.5 寸。
| **操作** | 用拇指指腹以顺时针方向揉按胃俞50 ~ 100 次，以局部有酸胀感为度。

08 益气养血（气血充盈活力足）

　　益气可改善小儿少气懒言、神疲倦怠、面色苍白、脘腹虚胀等不适；养血可防治小儿挑食、偏食而造成的营养性贫血。为小儿进行推拿，能够益气养血，恢复小儿健康活力。

益气养血
推拿疗法扫扫看

· 推拿疗法 ·

1 摩动神阙

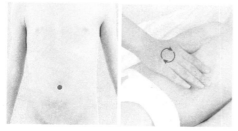

| 定位 | 位于腹中部，脐中央。
| 操作 | 将手掌放在神阙上，手掌不要紧贴皮肤，在皮肤表面做顺时针的回旋性摩动100～200次，以局部皮肤潮红为度。

2 揉按气海

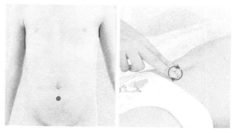

| 定位 | 位于下腹部，前正中线上，当脐下1.5寸。
| 操作 | 将食指、中指并拢，用指腹以顺时针方向揉按气海80～100次。

3 揉按关元

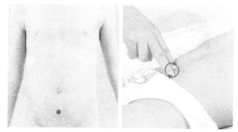

| 定位 | 位于下腹部，前正中线上，当脐下3寸。
| 操作 | 将食指、中指并拢，用指腹以顺时针方向揉按关元80～100次。

4 揉按命门

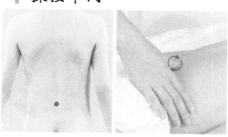

| 定位 | 位于腰部，当后正中线上，第二腰椎棘突下凹陷中。
| 操作 | 用拇指指端以顺时针的方向揉按命门80～100次。

09 缓解大脑疲劳（活力充沛，学习有保证）

缓解大脑疲劳
推拿疗法扫扫看

　　儿童疲惫可表现出坐立不安、哭闹不休和瞌睡这三大特征，改善以上的不适，除了必要的休息、补充睡眠外，家长还可以采用推拿疗法，有效帮助儿童醒神健脑，改善小儿的精神状态。

推拿疗法

1 揉按太阳

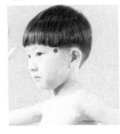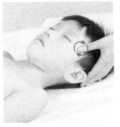

| 定位 | 位于颞部，当眉梢与目外眦之间，向后约一横指的凹陷处。
| 操作 | 拇指指腹以顺时针方向揉按太阳200 ~ 300 次，以局部皮肤潮红为度。

2 揉按百会

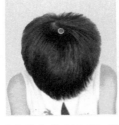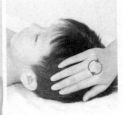

| 定位 | 位于头部，当前发际正中直上 5 寸，或两耳尖连线的中点处。
| 操作 | 用手掌按在头顶中央的百会处，以顺时针方向揉按 50 圈，再以逆时针方向揉按 50 圈。

3 掐压山根

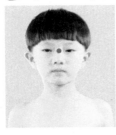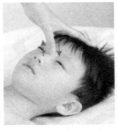

| 定位 | 位于两眼内眦连线中点与印堂之间的斜坡上。
| 操作 | 用拇指指端掐压山根 30 次，以局部有酸胀感为度。

4 揉按丝竹空

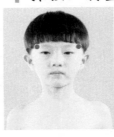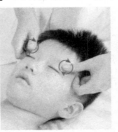

| 定位 | 位于面部，当眉梢凹陷处。
| 操作 | 用拇指指腹以顺时针方向揉按丝竹空 2 分钟，以局部皮肤潮红为度。

10 强健骨骼（骨骼强健助长个）

通过相关穴位的推拿、经络的推拿可以促进全身气血的运行，而筋骨的生长和气血有着密切的关系，日常生活中如果我们学会一些推拿方法有助于促进孩子的骨骼发育，并且推拿简便易行，小儿更易接受。

强健骨骼
推拿疗法扫扫看

推拿疗法

1 挟提大椎

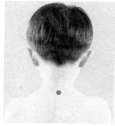
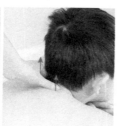

| 定位 | 位于后正中线上，第七颈椎棘突下凹陷中。
| 操作 | 将拇指与食指、中指相对，挟提大椎 10 ~ 20 次，以局部有酸胀感为度。

2 直推脊柱

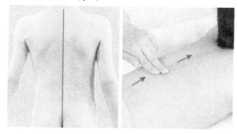

| 定位 | 位于大椎至龟尾之间，呈一直线。
| 操作 | 将食指、中指并拢，用指腹自下而上直推脊柱 100 ~ 300 次，以局部皮肤潮红为度。

3 揉按委中

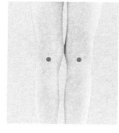
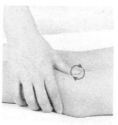

| 定位 | 位于腘横纹中点，当股二头肌肌腱与半腱肌肌腱的中间。
| 操作 | 用拇指指腹揉按委中 2 分钟，以局部有酸胀感为度。

4 按压腰阳关

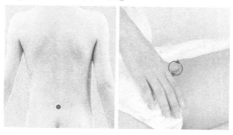

| 定位 | 位于腰部，当后正中线上，第四腰椎棘突下凹陷中。
| 操作 | 用拇指指腹以顺时针方向揉按腰阳关 50 ~ 100 次，以局部有酸胀感为度。

11 强身健体（病菌少入侵）

强身健体
推拿疗法扫扫看

小儿免疫力较弱，病菌容易侵入体内，引发多种病症。为了增强免疫功能，提高抗病能力，父母除了可以给小儿补充营养，陪小儿锻炼身体外，在日常生活中还可以运用推拿疗法，小儿免疫能力增强，自然少病痛。

推拿疗法

1 揉按足三里

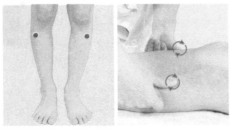

| 定位 | 位于小腿前外侧，当犊鼻下 3 寸，距胫骨前缘一横指（中指）。
| 操作 | 用拇指指腹按压足三里 1 下，再以顺时针的方向揉按 3 下，操作 50 ~ 100 次。

2 揉按涌泉

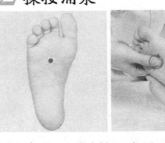

| 定位 | 位于足掌心前 1/3 与后 2/3 交界处的凹陷处。
| 操作 | 用拇指指腹以顺时针方向揉按涌泉 100 ~ 300 次，以局部有酸胀感为度。

3 揉按肾俞

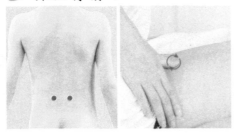

| 定位 | 位于腰部，当第二腰椎棘突下，旁开 1.5 寸。
| 操作 | 用拇指指腹揉按肾俞 10 ~ 30 次，以局部有酸胀感为度。

4 横擦八髎

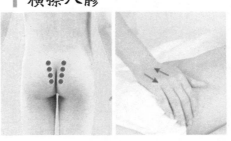

| 定位 | 位于骶后孔中，为上髎、次髎、中髎和下髎，左右共 8 个穴位，合称"八髎"。
| 操作 | 用手掌小鱼际横擦八髎 30 ~ 50 次，以局部皮肤潮红为度。

PART 4

捏捏按按百病消
——小儿常见病推拿疗法

发热、咳嗽等小儿常见病，除了吃药、打针能让宝宝少受病痛的折磨，推拿也有一定的疗效。为小儿捏一捏、按一按，不仅能减轻病痛给宝宝带来的不适，还有助于调理宝宝全身的气血经络，帮助早日康复，恢复生机活力。

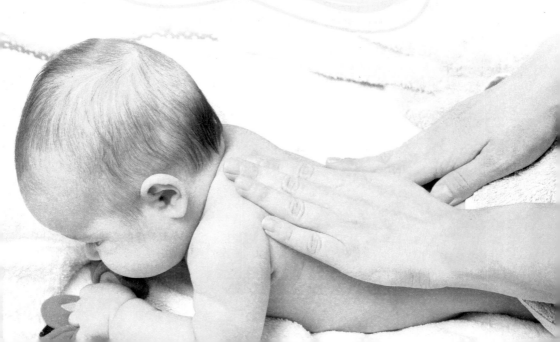

01 小儿感冒 （疏风解表帮宝宝治感冒）

　　小儿感冒即为小儿上呼吸道急性感染，简称上感。大部分患儿感冒是以病毒入侵为主，此外也可能是支原体或细菌感染，常以发热、恶寒、咳嗽为特征。在气候突变、寒温失常、洗澡时着凉，养护不当时容易诱发感冒。推拿相关穴位，可疏风解表，缓解小儿感冒。

━━━ 推拿疗法 ━━━

1 推摩天门

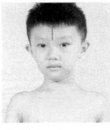 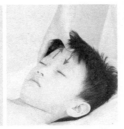

| 定位 | 位于两眉正中间往上至前发际成一直线。

| 操作 | 用拇指指腹推摩天门1～2分钟，力度适中，以局部皮肤潮红、发热为度。

2 推摩坎宫

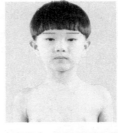 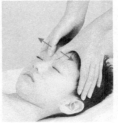

| 定位 | 位于自眉头起沿眉向眉梢成一直线。

| 操作 | 用双手拇指指腹从眉心推至眉梢，推摩坎宫30～50次，以局部皮肤潮红、发热为度。

3 揉按太阳

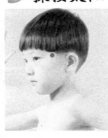 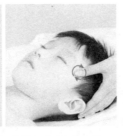

| 定位 | 位于颞部，当眉梢与目外眦之间，向后约一横指的凹陷处。

| 操作 | 用拇指指腹揉按太阳1～2分钟，以局部皮肤潮红、发热为度。

4 揉按迎香

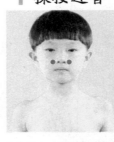 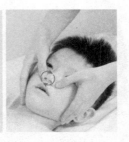

| 定位 | 位于鼻翼外缘中点旁，当鼻唇沟中。

| 操作 | 用拇指指腹揉按迎香1～2分钟，力度适中，以局部皮肤潮红、发热为度。

随证推拿

病症分型	症状诊断	随证加疗法
风寒感冒型	发热轻，恶寒重，头痛，鼻塞。	推三关、清天河水
风热感冒型	发热重，恶寒轻，大便干，小便黄。	清肺经、清天河水
高热惊厥型	意识丧失，全身性、对称性阵发痉挛，双眼凝视、上翻。	清肺经、推心经、清天河水
咳嗽痰多型	经常性咳嗽、痰多，有的小儿不会咳出痰。	按天突、揉膻中、掐小横纹
食欲缺乏型	没有食欲，口苦，口干。	按中脘、推足三里

随证取穴

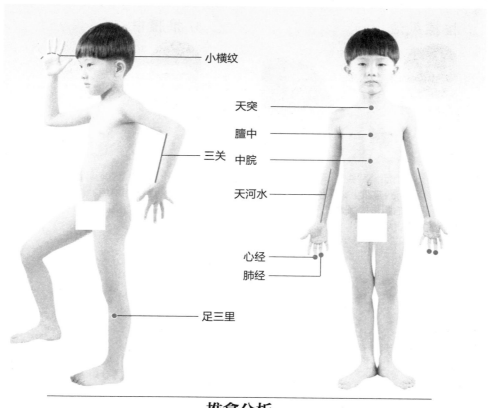

小横纹

天突

膻中

三关

中脘

天河水

心经

肺经

足三里

推拿分析

推拿上述穴位，有疏风解表、发汗退热、通鼻窍、止痛等作用，有助于缓解小儿感冒出现的发热、鼻塞等症状，并能促进发汗，有助于小儿感冒的痊愈。

02 小儿咳嗽（止咳化痰帮宝宝顺肺气）

　　小儿咳嗽是小儿常见的呼吸系统疾病之一。因为小儿呼吸道血管丰富，气管和支气管的黏膜娇嫩，受到外界刺激的时候较容易引起炎症。冬春季节，是小儿咳嗽的高发期，推拿相关穴位，可止咳平喘、顺气化痰，缓解小儿咳嗽。

——— 推拿疗法 ———

1 按揉风池

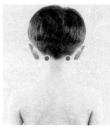
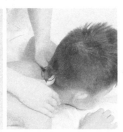

| **定位** | 位于后颈部，后头骨下，与耳垂齐平，胸锁乳突肌与斜方肌上端之间的凹陷处。

| **操作** | 用拇指指腹按揉风池 1 ~ 2 分钟，以局部有酸胀感为宜。

2 分推膻中

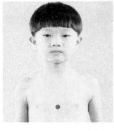
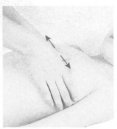

| **定位** | 位于胸部，当前正中线上，平第四肋间，两乳头连线的中点。

| **操作** | 用双手拇指指腹从膻中向两边分推至乳头处，分推 100 ~ 200 次。

3 点揉合谷

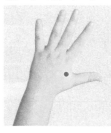
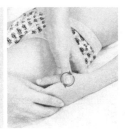

| **定位** | 位于手背，第一、二掌骨间，当第二掌骨桡侧的中点处。

| **操作** | 用拇指指腹点揉合谷 50 ~ 100 次，以局部有酸胀感为度。

4 点按涌泉

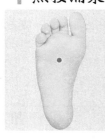
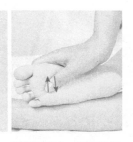

| **定位** | 位于足底部，约当足底二、三趾趾缝纹头端与足跟连线的前 1/3 与后 2/3 交点上。

| **操作** | 用拇指指腹点按涌泉 30 ~ 50 次，以局部有酸胀感为度。

随证推拿

病症分型	症状诊断	随证加疗法
外感风寒型	咳痰，鼻涕清稀，头身疼痛，恶寒不发热或微有发热，无汗，口不渴。	按肺俞、脾俞
外感风热型	痰黄稠，鼻流浊涕，发热，出汗，咽喉干痛，小便黄赤。	推精宁、推摩足三里
内伤咳嗽	久咳不愈，面色苍白，气短出汗，神疲力乏。	摩神阙、按关元

随证取穴

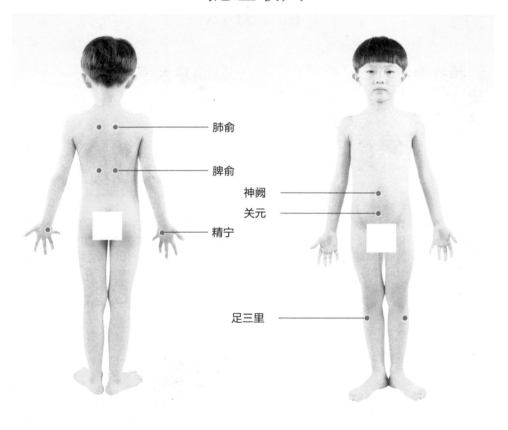

肺俞

脾俞

神阙

关元

精宁

足三里

推拿分析

推拿上述穴位，可解表宣肺气、温肺化痰止咳，能减轻咳痰不适，逐步缓解咳嗽。久咳则伤气伤阳，涌泉、关元等穴位具有补气理气、固本温阳等功效。

03 小儿发热（解热除烦帮宝宝降体温）

　　小儿发热可由感冒、食积等引起，临床一般伴有面赤唇红、烦躁不安、大便干燥。小儿正常体温是 36 ~ 37.3℃，只要小儿体温超过 37.3℃即为发热。低度发热体温为 37.3 ~ 38℃，中度发热体温为 38.1 ~ 39℃，高度发热体温为 39.1 ~ 40℃，超高热为 41℃或以上。推拿相关穴位，可解热除烦，缓解小儿发热。

推拿疗法

1 拍打曲池

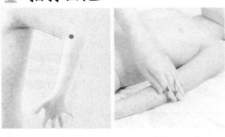

| 定位 | 位于肘横纹外侧端，屈肘，当尺泽与肱骨外上髁连线的中点。
| 操作 | 搓热掌心，手掌成中空状，有节奏地拍打曲池 30 ~ 50 次。

2 推摩天河水

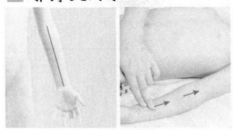

| 定位 | 位于前臂正中，自腕至肘，成一直线。
| 操作 | 将食指、中指并拢，用指腹自下而上推摩天河水 30 ~ 50 次，以皮肤发红、发热为度。

3 退六腑

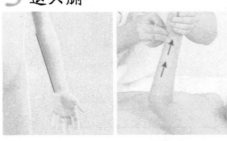

| 定位 | 位于前臂尺侧，阴池至肘，成一直线。
| 操作 | 将食指、中指并拢，用指腹自肘推向腕，称退六腑或推六腑，推 30 ~ 50 次，力度由轻至重，再由重至轻。

4 点揉风池

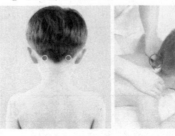

| 定位 | 位于项部，当枕骨之下，与风府相平，胸锁乳突肌与斜方肌上端之间的凹陷处。
| 操作 | 用拇指指腹点揉风池 1 ~ 2 分钟，力度由轻至重。

随证推拿

病症分型	症状诊断	随证加疗法
外感发热型	身热，头痛，怕冷，鼻塞，流涕，舌苔薄白。	掐外劳宫、清肺经
阴虚内热型	手足较热，夜间睡觉时容易出汗，食欲减退，发热时间多为午后。	按天柱、推肾顶
食积发热型	高热，便秘，厌食，舌红苔燥，指纹深紫。	按脾俞、运内八卦
惊恐发热型	除发热外，多伴有睡眠时哭闹较重或易惊。	推三关、清肺经

随证取穴

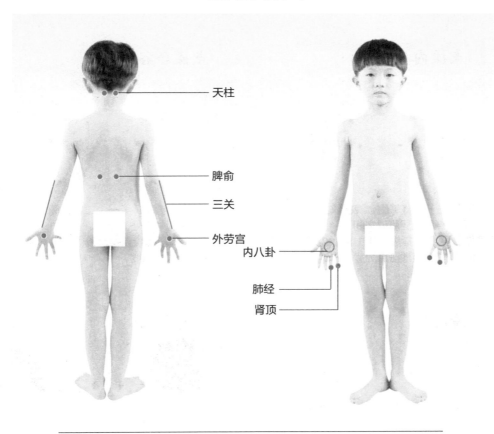

天柱

脾俞

三关

外劳宫

内八卦

肺经

肾顶

推拿分析

推拿上述穴位，有清热解表、泻火除烦等作用，早、晚各推拿 1 次有助于缓解发热、头痛等不适。

04 小儿扁桃体炎（清热消肿帮宝宝舒咽喉）

小儿扁桃体炎
推拿疗法扫扫看

小儿扁桃体炎是一种小儿常见病，4～6岁的小儿发病率较高。扁桃体是人体呼吸道的第一道免疫屏障，但它的防御能力有限，当吸入的病原微生物数量较多或毒力较强时，容易引起炎症，临床表现为发高热、畏寒、咽痛等。推拿相关穴位，可清热消肿，缓解小儿扁桃体炎。

推拿疗法

1 点揉内关

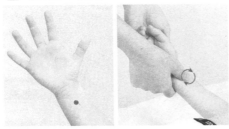

| 定位 | 位于前臂掌侧，腕横纹上2寸，掌长肌腱与桡侧腕屈肌腱之间。
| 操作 | 用拇指指腹稍用力点揉内关1～2分钟，以局部有酸胀感为度。

2 点揉合谷

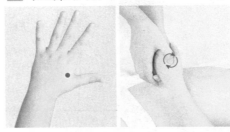

| 定位 | 位于手背，第一、二掌骨间，当第二掌骨桡侧的中点处。
| 操作 | 用拇指指腹点揉合谷1～2分钟，以局部有酸胀感为度。

3 清肺经

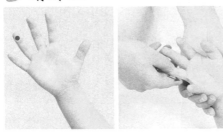

| 定位 | 位于无名指末节螺纹面。
| 操作 | 用拇指指腹由无名指指尖推到指根1～2分钟，以皮肤发热为宜。

4 点按肺俞

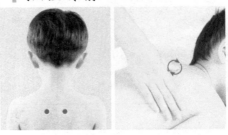

| 定位 | 位于第三胸椎棘突下，旁开1.5寸。
| 操作 | 用拇指指腹点按肺俞50～100次，以局部有酸胀感为度。

随证推拿

病症分型	症状诊断	随证加疗法
风热外侵型	发热恶寒，咽痛难咽，鼻塞，身体疲倦，头身疼痛。	退六腑、掐小天心、掐十宣
阴虚火旺型	经常低热，下午加重，咽部发干，伴随轻微咽痛，干咳无痰，吞咽有异物感。	推三关、清脾经

随证取穴

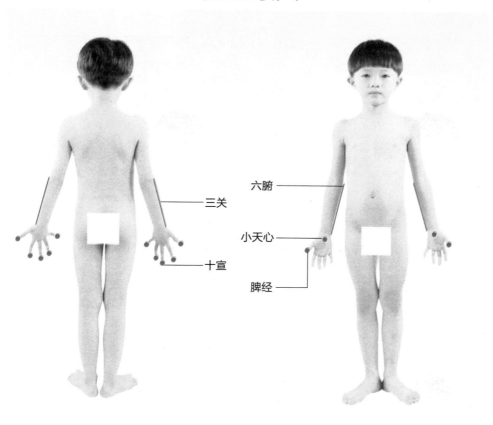

三关

十宣

六腑

小天心

脾经

推拿分析

推拿上述穴位，主要有疏风解表、宣肺理气泻热等作用，能缓解咽喉部的不适以及发热、鼻塞、头痛等症状。

05 小儿咽炎（舒喉利咽帮宝宝缓咽痛）

小儿咽炎推拿疗法扫扫看

小儿咽炎是指小儿因咽部黏膜、黏膜下组织和淋巴组织病变引起的急性炎症，通常由于患儿免疫力下降，病原菌乘虚而入引发咽炎。咽炎常见症状有：初起时咽部干燥、灼热，继而出现咽痛、唾液增多，咽部呈慢性充血，可有各种不适感觉。推拿相关穴位，可舒喉利咽，缓解小儿咽炎。

推拿疗法

1 点揉天突

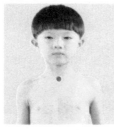
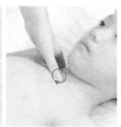

| **定位** | 位于颈部，当前正中线上，胸骨上窝中央。
| **操作** | 用拇指指腹点揉天突1～3分钟，以局部有酸胀感为度。

2 点揉缺盆

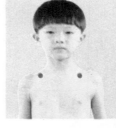
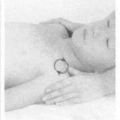

| **定位** | 位于锁骨上窝中央，距前正中线4寸。
| **操作** | 用拇指指腹点揉缺盆1～3分钟，以局部有酸胀感为度。

3 点揉中府

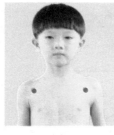
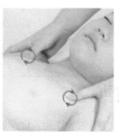

| **定位** | 位于胸前壁的外上方，云门下1寸，平第一肋间隙，距前正中线6寸。
| **操作** | 用拇指指腹点揉中府1～3分钟，以局部有酸胀感为度。

4 揉按合谷

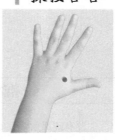
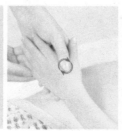

| **定位** | 位于手背，第一、二掌骨间，当第二掌骨桡侧的中点处。
| **操作** | 用拇指指腹揉按合谷1～3分钟，以局部有酸胀感为度。

随证推拿

病症分型	症状诊断	随证加疗法
阴虚火旺型	咽干急痛，有异物感，发痒干咳，痰黏量少，午后烦热，脘灼口干。	揉按肺俞、揉按膏肓
痰阻血瘀型	咽干涩痛，痰质黏稠，咳痰不爽，喜咳恶心，甚则肿痛，声音嘶哑，潮热腰酸。	揉按丰隆、揉按外关
阴虚津枯型	咽干甚痒，灼热燥痛，饮后痛缓，有异物感，夜间多梦，耳鸣目眩。	揉按太溪、揉按照海

随证取穴

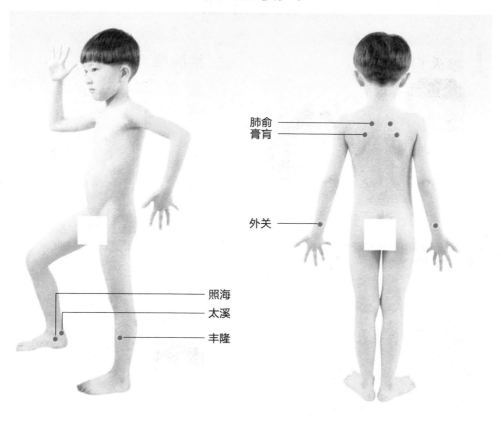

肺俞
膏肓

外关

照海
太溪
丰隆

推拿分析

推拿上述穴位，有滋阴增液、止咳顺气的作用，能缓解患儿咽喉痛痒、咳嗽、喘息等不适。本病在干燥季节容易诱发，家长帮助小儿每日坚持推拿有助于保护小儿咽部。

06 小儿支气管炎（止咳化痰帮宝宝平喘息）

小儿支气管炎主要是因为风寒侵袭肺部所致。在药物治疗的基础上，推拿相关穴位，可止咳化痰、顺气平喘，缓解小儿支气管炎，尤其是病毒或细菌感染所引起的急性支气管炎。

推拿疗法

1 推天门

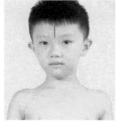 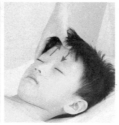

| 定位 | 位于两眉中间往上至前发际成一条直线。
| 操作 | 用拇指指腹推摩天门 1 ~ 2 分钟，以局部皮肤潮红为度。

2 推肺经

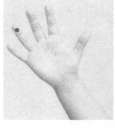 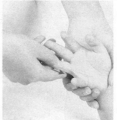

| 定位 | 位于无名指末节螺纹面。
| 操作 | 用拇指指腹从无名指指根往指尖处直推 100 次，以局部皮肤潮红为度。

3 退六腑

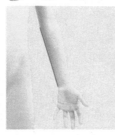 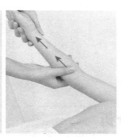

| 定位 | 位于前臂尺侧，阴池至肘，成一直线。
| 操作 | 用拇指指腹自肘推向腕 100 ~ 300 次，以局部皮肤发热为度。

4 分推膻中

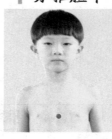 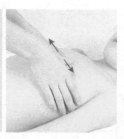

| 定位 | 位于胸部，当前正中线上，平第四肋间，两乳头连线的中点。
| 操作 | 用拇指指腹从膻中向两边分推至乳头处，分推 200 ~ 300 次。

随证推拿

病症分型	症状诊断	随证加疗法
风热犯肺型	发热恶寒，汗少，头痛，咳嗽气急，痰黏，色白，量少，胸胁隐痛。	按揉太阳、摩肺俞
痰热壅肺型	高热面红，咳嗽痰黄且黏，或夹血丝，或为铁锈色痰，胸闷气粗，胸痛。	按定喘、揉中脘、清天河水
热入心营型	发热不退，夜间加重，烦躁不安，气急，喉中痰鸣，痰中带血，手足抽动。	推心经、按涌泉

随证取穴

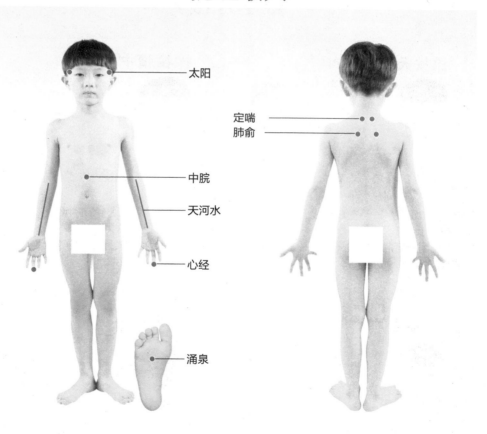

太阳

定喘
肺俞

中脘

天河水

心经

涌泉

推拿分析

推拿上述穴位，有解表发汗、宣肺、理气化痰的作用，可缓解患儿发热、咳嗽、气急等不适。小儿支气管炎病程较长，冬春季节容易复发，家长每日坚持为小儿推拿有助于预防复发。

07 小儿哮喘（理气宣肺帮宝宝舒胸闷）

.小儿哮喘.
推拿疗法扫扫看

小儿哮喘是小儿时期常见的慢性呼吸系统疾病，临床表现为反复发作性的喘息、呼吸困难、气促、胸闷或咳嗽。本病多为遗传性疾病，约 20% 病人有家族史。推拿相关穴位，可宣肺、健脾补肾，缓解小儿哮喘。若小儿哮喘突然发作，请家长注意及时就医。

· 推拿疗法 ·

1 揉按天突

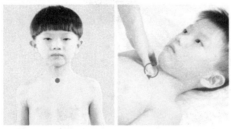

| **定位** | 位于颈部，当前正中线上，胸骨上窝中央。
| **操作** | 用拇指指腹揉按天突 1~2 分钟，以局部皮肤潮红为度。

2 揉按膻中

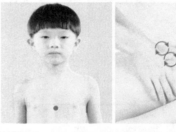

| **定位** | 位于胸部，当前正中线上，平第四肋间，两乳头连线的中点。
| **操作** | 用拇指指腹揉按膻中 1~2 分钟，以局部皮肤潮红为度。

3 揉按中府

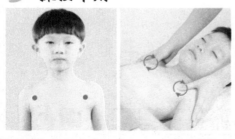

| **定位** | 位于胸前壁的外上方，前正中线旁开 6 寸，平第一肋间隙处。
| **操作** | 用拇指指腹揉按中府 100 次，以局部皮肤潮红为度。

4 推揉肺俞

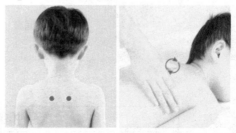

| **定位** | 位于背部，当第三胸椎棘突下，旁开 1.5 寸。
| **操作** | 用双手拇指指腹推揉肺俞 1~2 分钟，以局部有酸痛感为度。

随证推拿

病症分型	症状诊断	随证加疗法
风寒袭肺型	喘急胸闷，咳嗽，咳痰稀薄，面色发白，舌苔薄白。	推三关、清肺经
风热犯肺型	喘促气急，咳嗽，痰黄而稠，面色发红，爱出汗，舌质红，舌苔黄。	清天河水、掐掌小横纹
痰浊阻肺型	气喘咳嗽，痰多而黏，喉中有痰鸣声，胸中发闷，恶心，口淡无味，舌苔白腻。	按一窝风、清天河水、揉璇玑
肺肾两虚型	咳痰无力，气短声低，口唇发紫。	清肺经、补脾经

随证取穴

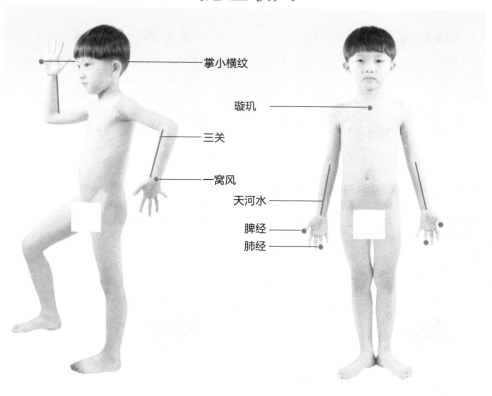

掌小横纹

璇玑

三关

一窝风

天河水

脾经

肺经

推拿分析

推拿上述穴位，有宣肺清热、理气化痰等作用，能缓解胸闷、痰咳不畅等不适，坚持为小儿推拿，还能减少发病的概率，但发病时应及时用药和就医。

08 小儿百日咳（调理脾肺帮宝宝平咳喘）

小儿百日咳推拿疗法扫扫看

小儿百日咳是小儿常见的一种呼吸道传染性疾病，是由百日咳杆菌所引起，以阵发性痉挛咳嗽，伴有鸡鸣样吸气声或吸气样吼声为其主要特征。病程长达 2 ~ 3 个月。若曾经患有百日咳，小儿一般可以获得持久免疫力。推拿相关穴位，可祛风化痰、调理脾肺，缓解小儿百日咳。

推拿疗法

1 推天河水

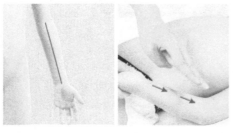

| **定位** | 位于前臂正中，腕横纹至肘横纹，成一直线。

| **操作** | 将食指、中指并拢，用指腹从腕横纹处推向肘横纹处 100 次。

2 退六腑

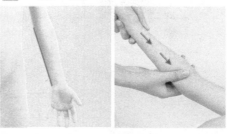

| **定位** | 位于前臂尺侧，阴池至肘横纹，成一直线。

| **操作** | 用拇指指腹从腕横纹处推向肘横纹处 200 次，以局部皮肤潮红为度。

3 揉天突

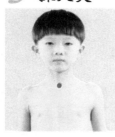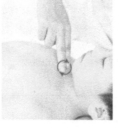

| **定位** | 位于颈部，当前正中线上，胸骨上窝中央。

| **操作** | 将食指、中指并拢，用指腹揉天突 1 ~ 2 分钟，以局部皮肤潮红为度。

4 按揉膻中

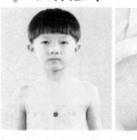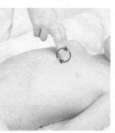

| **定位** | 位于胸部，当前正中线上，平第四肋间，两乳头连线的中点。

| **操作** | 将食指、中指并拢，用指腹按揉膻中 1 ~ 2 分钟，以局部皮肤潮红为度。

随证推拿

病症分型	症状诊断	随证加疗法
风寒型	恶寒发热，头痛，无汗。	掐外劳宫、推三关
风热型	高热，微恶寒，汗少，面色发红。	掐二扇门、清肺经
痰热型	咳嗽气急，痰黏稠，面色发黄，口鼻气热，胸闷。	清天河水、运内八卦
脾肺气虚型	咳声无力，疲倦乏力，食欲不振，面色发白，大便溏薄。	清肺经、补脾经

随证取穴

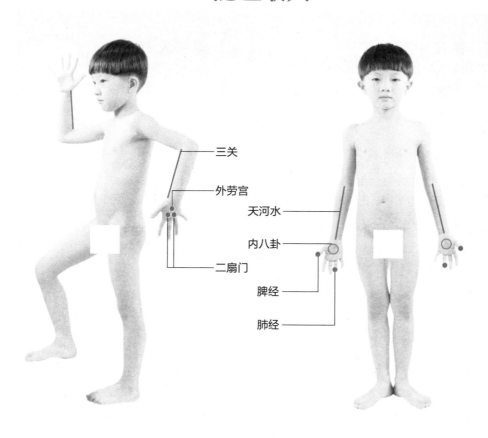

三关
外劳宫
天河水
内八卦
二扇门
脾经
肺经

推拿分析

推拿上述穴位，有清肺热、调理脾肺、宽胸理气、止咳等作用，能辅助改善咳嗽气急、痰难咳出等不适。

09 小儿消化不良（健运脾胃帮宝宝调消化）

小儿消化不良
推拿疗法扫扫看

小儿消化不良是由饮食不当或其他非感染性原因引起的小儿肠胃疾患。小儿消化不良容易导致身体营养摄入不足，对小儿生长发育造成影响。父母要让小儿养成按时就餐、多吃蔬果等良好的饮食习惯。另外，推拿相关穴位，可健运脾胃，缓解小儿消化不良。

推拿疗法

1 揉按中脘

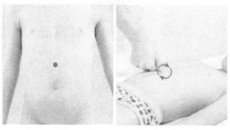

| 定位 | 位于上腹部，前正中线上，当脐上4寸。
| 操作 | 用拇指指腹揉按中脘 1 ～ 2 分钟，以局部皮肤潮红为度。

2 揉按天枢

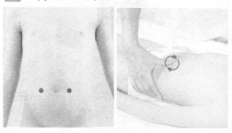

| 定位 | 位于腹中部，距脐中 2 寸。
| 操作 | 用拇指指腹揉按天枢 1 ～ 2 分钟，以局部皮肤潮红、发热为度。

3 揉按足三里

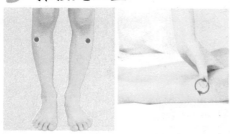

| 定位 | 位于小腿前外侧，当犊鼻下 3 寸，距胫骨前缘一横指（中指）。
| 操作 | 用拇指指腹揉按足三里 1 ～ 2 分钟，以局部有酸胀感为度。

4 揉按上巨虚

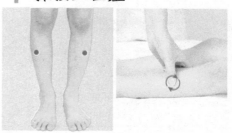

| 定位 | 位于小腿前外侧，当犊鼻下 6 寸，距胫骨前缘一横指（中指）。
| 操作 | 用拇指指腹揉按上巨虚 1 ～ 2 分钟，以局部有酸胀感为度。

随证推拿

病症分型	症状诊断	随证加疗法
脾失健运型	面色少华，食欲减退，腹胀痛，恶心呕吐，舌苔黄，指纹发紫。	掐四横纹、补脾经
胃有食积型	腹胀，口气重，大便酸臭。	运内八卦、摩腹

随证取穴

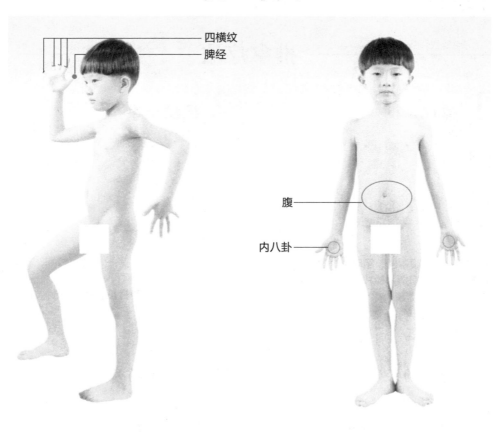

四横纹
脾经
腹
内八卦

推拿分析

推拿上述穴位，有健脾和胃、化湿、去积食的作用，宝宝脾胃健康，肠胃无积食，消化有保证。

10 小儿便秘（润肠通便帮宝宝缓便秘）

小儿便秘
推拿疗法扫扫看

小儿便秘是指小儿1周内排便次数少于3次的病症，主要是由于大肠传导功能失常，或是气虚传导无力等原因所致，父母应注意调节小儿的饮食习惯、排便和运动的习惯。另外，推拿相关穴位，可通便、促消化，缓解小儿便秘。

—— 推拿疗法 ——

1 揉按天枢

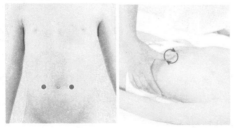

| 定位 | 位于腹中部，距脐中2寸。
| 操作 | 用拇指指腹揉按天枢1分钟，以局部皮肤潮红为度。

2 揉按合谷

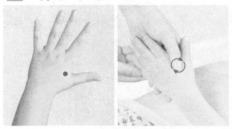

| 定位 | 位于手背，第一、二掌骨间，当第二掌骨桡侧的中点处。
| 操作 | 用拇指指腹揉按合谷1分钟，以局部有酸胀感为度。

3 清大肠经

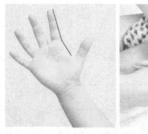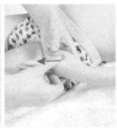

| 定位 | 位于食指桡侧缘，自指尖至虎口成一直线。
| 操作 | 用拇指指腹从小儿的虎口直线推向食指指尖，称清大肠经，推10次。

4 揉按大肠俞

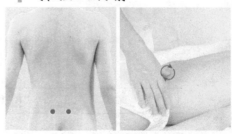

| 定位 | 位于腰部，当第四腰椎棘突下，旁开1.5寸。
| 操作 | 用拇指指腹顺时针方向揉按大肠俞1分钟，以局部有酸胀感为度。

· 随证推拿 ·

病症分型	症状诊断	随证加疗法
实证便秘型	大便干结，便质干硬，面赤身热，口臭，纳食少，腹胀，小便黄，舌苔黄厚，指纹色紫。	按龟尾、摩腹
虚证便秘型	面白无华，神疲力乏，大便难下，便质不干，舌淡苔薄，指纹色淡。	补脾经、补肾经

· 随证取穴 ·

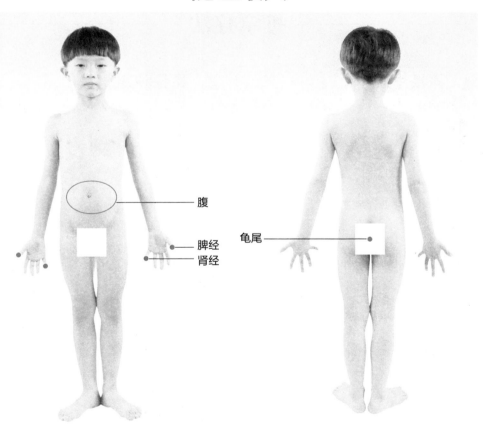

腹

脾经

肾经

龟尾

推拿分析

推拿上述穴位，能促进大肠蠕动，有助于缓解小儿便秘，加上对照表格中的诊断症状，看宝宝是实证还是虚证的便秘，对证进行推拿，效果更佳。

11 小儿腹泻 (调理肠道帮宝宝止腹泻)

小儿腹泻多见于 3 岁以下的婴幼儿，尤其是 1 岁以下的婴儿。可由饮食不当和肠道细菌感染或病毒感染引起，以大便次数增多、腹胀肠鸣、粪便酸腐臭秽，或粪质稀薄、水分增多及出现黏液等为主要临床表现，可伴有发热、脱水等症状。推拿相关穴位，可调理肠道，缓解小儿腹泻。

—— 推拿疗法 ——

1 揉按中脘

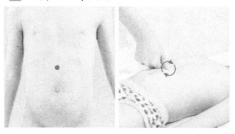

| 定位 | 位于上腹部，前正中线上，当脐中上 4 寸。

| 操作 | 用拇指指腹揉按中脘 20 ~ 30 次，以局部皮肤潮红为度。

2 揉按神阙

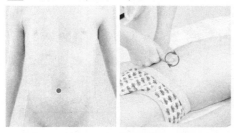

| 定位 | 位于腹中部，脐中央。

| 操作 | 用拇指指腹揉按神阙 5 分钟，以局部皮肤发热为度。

3 按揉足三里

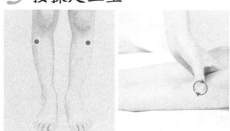

| 定位 | 位于小腿前外侧，当犊鼻下 3 寸，距胫骨前缘一横指（中指）。

| 操作 | 用拇指指端按揉足三里 20 ~ 30 次，以局部有酸胀感为度。

4 揉按脾俞

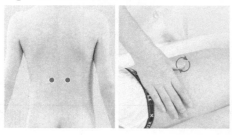

| 定位 | 位于背部，当第十一胸椎棘突下，旁开 1.5 寸。

| 操作 | 用拇指指腹揉按脾俞 2 分钟，以局部透热为度。

随证推拿

病症分型	症状诊断	随证加疗法
寒湿泻型	小儿肠鸣，腹痛，小便清长，大便稀薄，大便呈绿色或带有奶块。	推脾经、按天枢
湿热泻型	小儿身热，肛门红，大便稀薄、带有腥臭味。	清大肠经、清小肠经
伤食泻型	小儿腹胀，有时呕吐，大便稀薄，便带有腥臭味，小便少。	清大肠经、按胃俞
脾虚泻型	小儿纳食少，身体消瘦，精神倦怠。	补脾经、按足三里

随证取穴

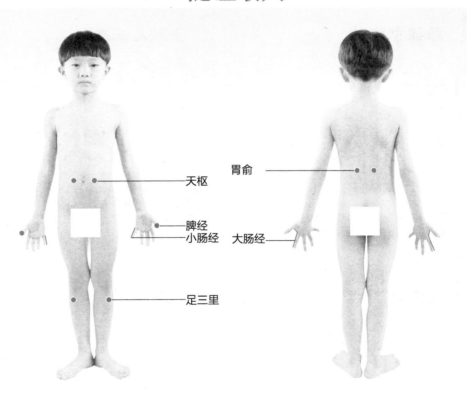

胃俞

天枢

脾经
小肠经
大肠经

足三里

推拿分析

推拿上述穴位，有健脾祛湿、调理肠道、理气止痛的作用，能改善小儿腹痛、大便稀薄等症状，每日坚持推拿可调节宝宝的脾胃，预防胃肠道疾病。

12 小儿厌食（健脾养胃帮宝宝增食欲）

小儿厌食
推拿疗法扫扫看

小儿厌食表现为小儿长时间食欲减退或消失，以进食量减少为主要特征。常见于1~6岁的小儿，因不喜进食很容易导致小儿营养不良、贫血、佝偻病及免疫力低下，严重者还会影响患儿身体和智力的发育。推拿相关穴位，可健脾养胃，缓解小儿厌食。

推拿疗法

1 推揉中脘

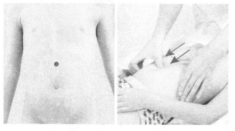

| 定位 | 位于上腹部，前正中线上，当脐中上4寸。
| 操作 | 用拇指指腹从中脘推到神阙，反复操作10~15次，以局部皮肤发热为度。

2 点按足三里

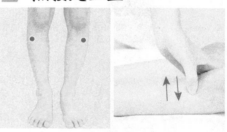

| 定位 | 位于小腿前外侧，当犊鼻下3寸，距胫骨前缘一横指（中指）。
| 操作 | 用拇指指腹点按足三里30次，以局部有酸胀感为度。

3 推脾俞

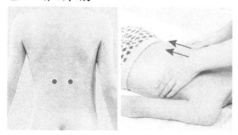

| 定位 | 位于背部，当第十一胸椎棘突下，旁开1.5寸。
| 操作 | 用双手拇指指腹从上往下推脾俞，以局部有酸胀感为度。

4 推胃俞

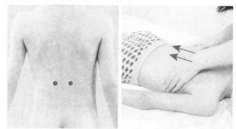

| 定位 | 位于背部，当第十二胸椎棘突下，旁开1.5寸。
| 操作 | 用双手拇指指腹从上往下推胃俞，以局部有酸胀感为度。

随证推拿

病症分型	症状诊断	随证加疗法
脾失健运型	面色少华，食欲减退，腹胀痛，恶心呕吐，舌苔黄，指纹发紫。	摩腹、掐四横纹
胃阴不足型	口干多饮，不喜饮食，皮肤干燥，大便干结，舌苔多见光剥，舌质红。	推胃经、清天河水

随证取穴

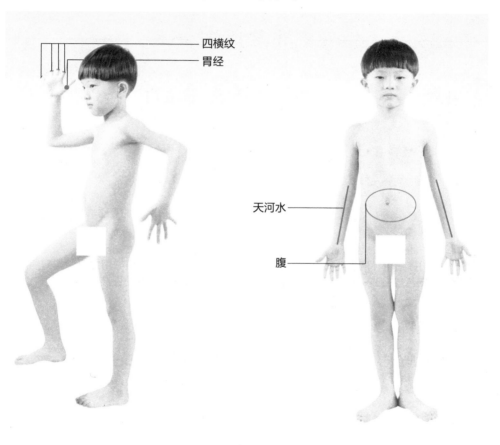

四横纹
胃经

天河水

腹

推拿分析

推拿上述穴位，有健脾和胃、促进消化的作用，父母可坚持每天为孩子推拿
1～2次，宝宝脾胃好，食欲自然增强。

13 小儿疳积（健脾养胃帮宝宝增营养）

.小儿疳积.
推拿疗法扫扫看

　　小儿疳积是由于进食不规律或由多种疾病因素影响所导致的慢性营养障碍性疾病，常见于 1～5 岁的儿童。其主要症状为面黄肌瘦、食欲不振、体重逐渐减轻、毛发干枯稀疏等。要预防此病，则婴儿不宜乳食过饱，儿童不宜过多食用油腻、生冷、甜食等。推拿相关穴位，可养脾胃、调气血，缓解小儿疳积。

推拿疗法

1 补脾经

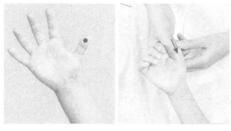

| **定位** | 位于拇指末节螺纹面。
| **操作** | 用拇指指腹，从患儿拇指指尖桡侧面向指根方向直推 60～100 次。

2 推板门

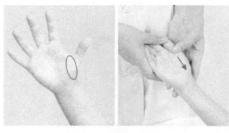

| **定位** | 位于手掌大鱼际处。
| **操作** | 用拇指指腹微用力自患儿拇指根大鱼际处往腕横纹处直推 100 次。

3 清大肠经

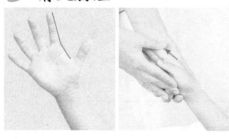

| **定位** | 位于食指桡侧缘，自指尖至虎口成一直线。
| **操作** | 用拇指指腹从患儿虎口桡侧缘直推至食指尖 60～100 次。

4 点按足三里

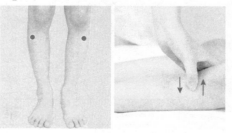

| **定位** | 位于小腿前外侧，当犊鼻下 3 寸，距胫骨前缘一横指（中指）。
| **操作** | 用拇指指腹点按足三里 3 分钟，以局部皮肤潮红、发热为度。

随证推拿

病症分型	症状诊断	随证加疗法
积滞伤脾型	形体消瘦，体重不增，腹胀，纳食不香，精神不振，大便常有恶臭，苔厚腻，指纹色紫。	运内八卦
气血两亏型	面色萎黄或发白，毛发稀疏，精神萎靡，四肢不温，大便溏稀，舌苔薄，指纹淡而不显。	补肾经、掐四横纹

随证取穴

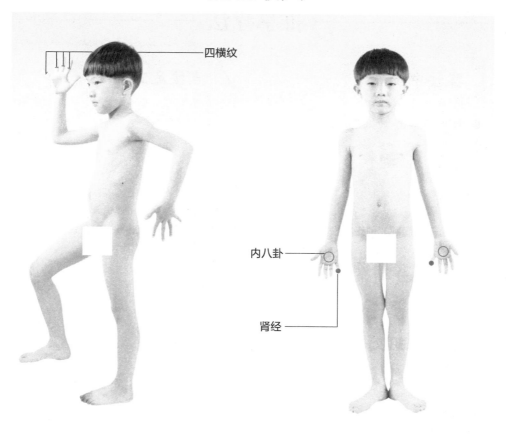

四横纹

内八卦

肾经

推拿分析

推拿上述穴位，有健脾和胃的作用，能增进小儿食欲，增强消化吸收营养物质的能力，改善小儿形体消瘦、腹胀、纳食不香、精神不振等症状。

14 小儿贫血 （调养脾胃帮宝宝补气血）

.小儿贫血.
推拿疗法扫扫看

　　小儿贫血一般是由于缺铁所致，临床表现为烦躁不安、哭闹、厌食、腹胀、营养不良和易感冒，严重者甚至影响智力发育。中医认为，小儿脾胃运化功能尚未发育完全，若饮食不当，脾胃运化功能容易受损，则水谷精微无法运化成气血，从而导致贫血。推拿相关穴位，可调养脾胃，缓解小儿贫血。

——— 推拿疗法 ———

1 揉按中脘

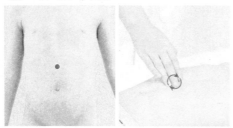

| 定位 | 位于上腹部，前正中线上，当脐上4寸。
| 操作 | 将食指、中指、无名指并拢，用指端揉按中脘1分钟。

2 点按足三里

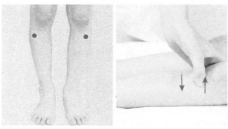

| 定位 | 位于小腿前外侧，当犊鼻下3寸，距胫骨前缘一横指（中指）。
| 操作 | 用拇指指腹点按足三里1分钟，以局部有酸胀感为度。

3 点按三阴交

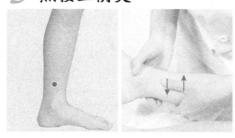

| 定位 | 位于小腿内侧，当足内踝尖上3寸，胫骨内侧缘后方。
| 操作 | 用拇指指腹点按三阴交1分钟，以局部有酸胀感为度。

4 补脾经

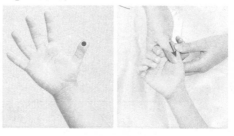

| 定位 | 位于拇指末节螺纹面。
| 操作 | 用拇指指腹自患儿拇指指尖往指根方向直推100次。

15 小儿佝偻病（调补脾肾帮宝宝强筋骨）

　　小儿佝偻病，民间俗称"软骨病"，是一种以骨骼生长发育障碍和肌肉松弛为主的慢性营养缺乏疾病，以 3 岁以下的小儿多见。预防佝偻病，以补钙、补铁为主。中医认为脾主肌肉、肾主骨，推拿相关穴位，可调补脾肾，缓解小儿佝偻病。

小儿佝偻病
推拿疗法扫扫看

———— 推拿疗法 ————

1 点揉足三里

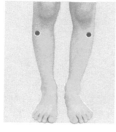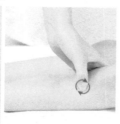

| 定位 | 位于小腿前外侧，当犊鼻下 3 寸，距胫骨前缘一横指（中指）。
| 操作 | 用拇指指腹点揉足三里 1 分钟，以局部有酸胀感为度。

2 点揉三阴交

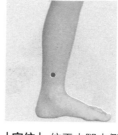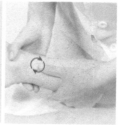

| 定位 | 位于小腿内侧，当足内踝尖上 3 寸，胫骨内侧缘后方。
| 操作 | 用食指指腹以点两下揉三下的频率，点揉三阴交 1 分钟。

3 补脾经

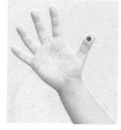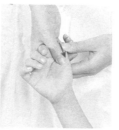

| 定位 | 位于拇指末节螺纹面。
| 操作 | 用拇指指腹由患儿的拇指指尖向指根方向直推 100 次，以局部皮肤潮红为度。

4 补肾经

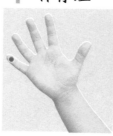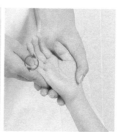

| 定位 | 位于小指末节螺纹面。
| 操作 | 用拇指指腹顺时针旋转推动患儿肾经 100 次，以局部皮肤潮红为度。

16 小儿脱肛（益气升阳帮宝宝提肛）

小儿脱肛
推拿疗法扫扫看

　　小儿脱肛是指小儿直肠，甚至部分结肠移位脱出肛门外的病症。一般多见于 1～4 岁的小儿。用力排便、剧烈咳嗽、呕吐、腹泻等因素都会引起脱肛。发生脱肛后须及早治疗、加强护理。推拿相关穴位，可补益肺肾、升阳提肛，缓解小儿脱肛。

推拿疗法

1 揉按百会

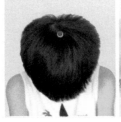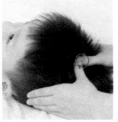

| **定位** | 位于头部，当前发际正中直上 5 寸，或两耳尖连线的中点处。
| **操作** | 用拇指指腹部揉按百会 2 分钟，以局部皮肤发热为度。

2 揉按足三里

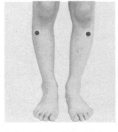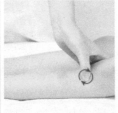

| **定位** | 位于小腿前外侧，当犊鼻下 3 寸，距胫骨前缘一横指（中指）。
| **操作** | 用拇指指腹揉按足三里 2 分钟，以局部潮红发热为度。

3 补肺经

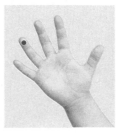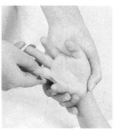

| **定位** | 位于无名指末节螺纹面。
| **操作** | 用拇指指腹从患儿无名指指尖往指根处直推 100 次，以局部皮肤潮红为度。

4 揉按长强

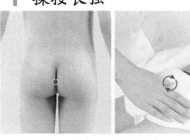

| **定位** | 位于尾骨端下，当尾骨端与肛门连线的中点处。
| **操作** | 用拇指指腹揉按长强 50 次，以局部有酸胀感为度。

17 小儿疝气（补气升陷帮宝宝止痛）

疝气即人体组织或器官一部分离开了原来的位置，通过人体间隙、缺损或薄弱部位进入另一部位的状态。小儿疝气首先影响的是消化系统，主要表现为呕吐、厌食、腹痛、便秘等症状。小儿疝气主要出现在腹股沟区，可以看到或摸到肿块。推拿相关穴位，可补气升陷，缓解小儿疝气。

· 小儿疝气 ·
推拿疗法扫扫看

——— 推拿疗法 ———

1 按压天枢

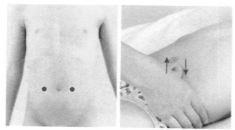

| 定位 | 位于腹中部，距脐中 2 寸。
| 操作 | 用拇指指腹按压天枢 1 分钟，以局部有酸胀感为度。

2 按压气海

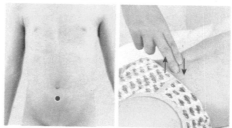

| 定位 | 位于下腹部，前正中线上，当脐中下 1.5 寸。
| 操作 | 用拇指或食指、中指指腹按压气海 1 分钟，以局部有酸胀感为度。

3 按压气冲

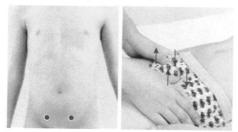

| 定位 | 位于腹股沟稍上方，当脐下 5 寸，距前正中线 2 寸。
| 操作 | 用拇指指腹按压气冲 1 分钟，以局部有酸胀感为度。

4 按压归来

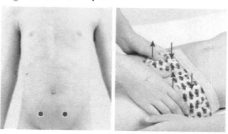

| 定位 | 位于下腹部，当脐中下 4 寸，距前正中线 2 寸。
| 操作 | 用拇指指腹按压归来 1 分钟，以局部有酸胀感为度。

18 小儿肥胖（健脾养胃帮宝宝减体重）

小儿肥胖是指小儿体重超过同性别、同年龄健康儿童的体重。本症多是由于食物摄入过多或机体代谢改变而致，体重过度增长可能导致小儿出现病理改变，因此父母为小儿补充营养时应注意适量而不过多。另外，推拿相关穴位，可健脾胃、助消化、化痰减脂，改善小儿肥胖。

推拿疗法

1 环摩关元

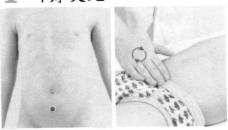

| 定位 | 位于下腹部，前正中线上，当脐中下 3 寸。
| 操作 | 用手掌环形摩擦关元 5 分钟，以局部皮肤潮红为度。

2 揉按足三里

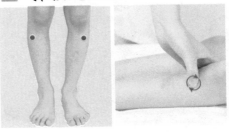

| 定位 | 位于小腿前外侧，当犊鼻下 3 寸，距胫骨前缘一横指（中指）。
| 操作 | 用拇指指腹揉按足三里 5 分钟，以局部有酸胀感为度。

3 揉按丰隆

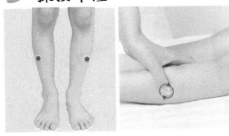

| 定位 | 位于小腿前外侧，当外踝尖上 8 寸，条口外，距胫骨前缘二横指（中指）。
| 操作 | 用拇指指腹揉按丰隆 5 分钟，以局部有酸胀感为度。

4 补脾经

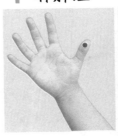
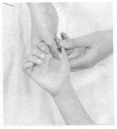

| 定位 | 位于拇指末节螺纹面。
| 操作 | 用拇指指腹自患儿拇指指尖往指根方向直推，反复 60 ~ 100 次。

19 小儿流涎（益气摄涎帮宝宝止流涎）

小儿流涎俗称"流口水"，多见于 6 个月至 1 岁半左右的小儿，其原因有生理的和病理的两种。小儿初生时唾液腺尚未发育好，会有流涎。病理因素常见于口腔和咽部黏膜炎症、面神经麻痹、脑炎后遗症等，吞咽不利也可导致流涎。推拿相关穴位，可益气摄涎，缓解小儿流涎。

小儿流涎
推拿疗法扫扫看

推拿疗法

1 分推中脘

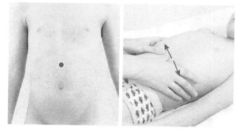

| 定位 | 位于上腹部，前正中线上，当脐上 4 寸。
| 操作 | 用拇指指腹自中脘向脐两旁分推 20 ～ 50 次，以局部皮肤发热为度。

2 补脾经

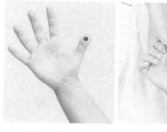

| 定位 | 位于拇指末节螺纹面。
| 操作 | 用拇指指腹，从患儿拇指指尖桡侧面向指根方向直推 100 次。

3 推三关

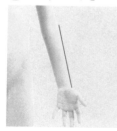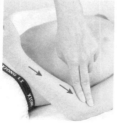

| 定位 | 位于前臂桡侧，阳池至曲池，呈一直线。
| 操作 | 将食指、中指并拢，用指腹自腕推向肘 100 次。

4 按揉承浆

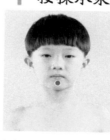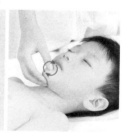

| 定位 | 位于面部，当颏唇沟的正中凹陷处。
| 操作 | 用拇指或中指指腹按揉承浆 1 分钟，以局部皮肤潮红为度。

20 小儿口疮（滋阴清热帮宝宝消炎症）

小儿口疮
推拿疗法扫扫看

小儿口疮是因小儿口腔不卫生或饮食不当，或因身体原因造成的舌尖或口腔黏膜发炎、溃烂，导致小儿进食不畅的疾病。常见症状有：在口腔内唇、舌、颊黏膜、齿龈、硬腭等处出现白色或淡黄色大小不等的溃烂点。推拿相关穴位，可滋阴降火、清泻积热，缓解小儿口疮。

推拿疗法

1 按揉肾经

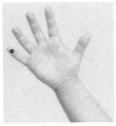

| 定位 | 位于小指末节螺纹面。
| 操作 | 用拇指指腹按揉肾经 100 ～ 200 次，以局部有酸胀感为度。

2 推擦天河水

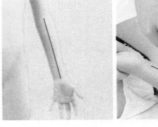

| 定位 | 位于前臂正中，自腕至肘，呈一直线。
| 操作 | 将食指、中指并拢，用指腹自腕推向肘，推擦天河水 2 ～ 3 分钟，以局部皮肤潮红、发热为度。

3 退六腑

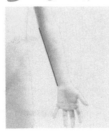

| 定位 | 位于前臂尺侧，阴池至肘，呈一直线。
| 操作 | 将中指、食指并拢，用手指指腹自肘推向腕 2 ～ 3 分钟，以局部皮肤潮红、发热为度。

4 点揉合谷

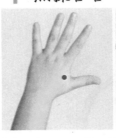

| 定位 | 位于手背，第一、二掌骨间，当第二掌骨桡侧的中点处。
| 操作 | 用拇指指腹点揉合谷 1 ～ 2 分钟，以局部有酸胀感为度。

随证推拿

病症分型	症状诊断	随证加疗法
阴虚上火型	除了口部症状外，还伴有烦躁不安，唇舌干红，手足心热，口干等。	掐二马
脾胃积热型	除了口部症状，还伴有口气重，大便秘结，消瘦等。	推脾经、按小天心、清胃经

随证取穴

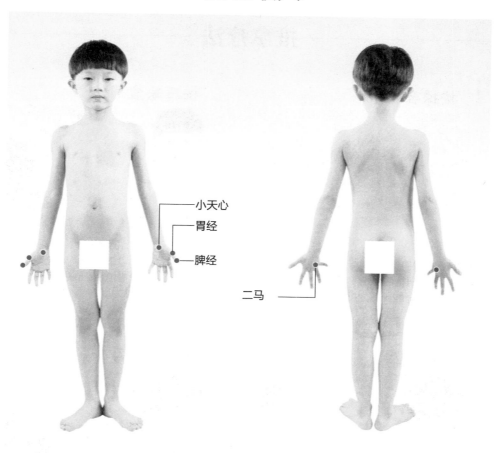

小天心
胃经
脾经
二马

推拿分析

推拿上述穴位，有滋阴清火、消炎止痛的作用，可缓解口疮给小儿带来的不适，但应注意针对其他症状，对症根治。小儿日常的口部清洁应多加注意，以防止病情加重或愈后复发。

21 小儿牙痛（清热消肿帮宝宝止疼痛）

小儿牙痛
推拿疗法扫扫看

小儿牙痛是指小儿牙齿因内因或外界因素而引起的疼痛，痛时往往伴有不同程度的牙龈肿胀。一般来说，牙痛和龋齿有很大关系，因此父母应注意小儿的牙齿清洁卫生。中医认为，牙痛与胃火上蒸或虚火上炎有关。推拿相关穴位，可清胃火、补肾阴、消肿止痛，改善小儿牙痛。

推拿疗法

1 按揉合谷

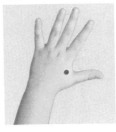
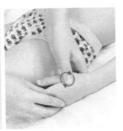

| 定位 | 位于手背，第一、二掌骨间，当第二掌骨桡侧的中点处。
| 操作 | 用拇指指腹顺时针按揉合谷 1 ~ 3 分钟，以局部有酸胀感为度。

2 按压缺盆

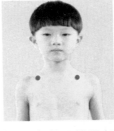
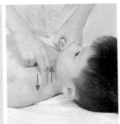

| 定位 | 位于锁骨上窝中央，距前正中线 4 寸。
| 操作 | 用双手中指指腹按压两侧缺盆 1 分钟，以局部有酸胀感为度。

3 点按颊车

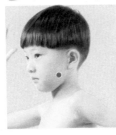
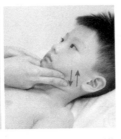

| 定位 | 位于面颊部，下颌角前上方约一横指（中指），当咀嚼时咬肌隆起，按之凹陷处。
| 操作 | 用食指和中指指腹点按颊车 1 ~ 2 分钟，以局部有酸胀感为度。

4 点按下关

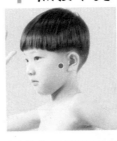
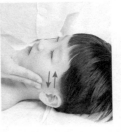

| 定位 | 位于面部耳前方，当颧弓与下颌切迹所形成的凹陷中。
| 操作 | 将食指、中指并拢，用指腹点按下关 1 ~ 2 分钟，以局部有酸胀感为度。

随证推拿

病症分型	症状诊断	随证加疗法
胃火牙痛型	牙痛牵引头脑或牙龈发红肿胀，伴口渴，口气热臭，大便秘结，尿黄，舌质红，舌苔黄。	清胃经、清天河水
虚火牙痛型	牙齿微痛，午后加重，牙龈微红肿，伴咽干，咽痛，腰腿酸痛，舌质嫩红，舌苔少。	补肾经、揉二马

随证取穴

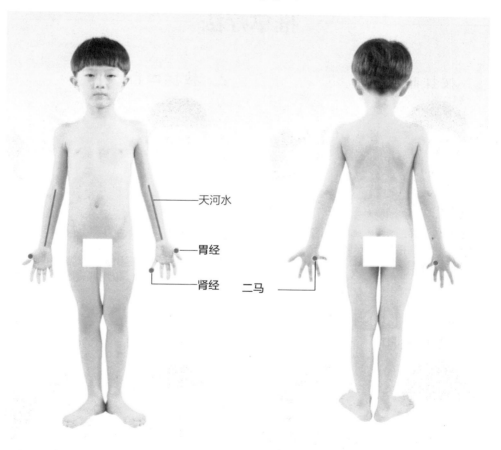

天河水

胃经

肾经

二马

推拿分析

推拿上述穴位，有缓解炎症和疼痛的作用，家长可参考症状诊断中的内容，了解小儿牙痛的具体病因，结合药物治疗，更好地根治牙痛。

22 小儿近视眼（明目安神帮宝宝护视力）

小儿近视眼
推拿疗法扫扫看

小儿近视除与遗传因素有关外，还与不注意用眼有关，如坐姿不良、看电视时间过长等。因此父母应注意引导小儿养成健康的用眼习惯。另外，推拿相关穴位，可养血安神、明目定志、消除痉挛，改善小儿近视。

推拿疗法

1 按揉睛明

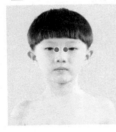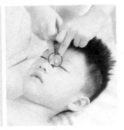

| **定位** | 位于面部，目内眦角稍上方凹陷处。
| **操作** | 用中指指腹揉按睛明 1 ~ 2 分钟，以局部皮肤潮红为度。

2 按揉四白

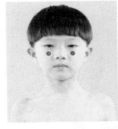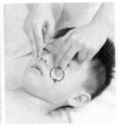

| **定位** | 位于面部，瞳孔直下，当眶下孔凹陷处。
| **操作** | 用两手中指和食指指腹分别揉按两侧四白 1 ~ 2 分钟，以局部皮肤潮红为度。

3 按揉太阳

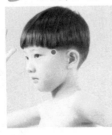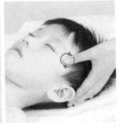

| **定位** | 位于颞部，当眉梢与目外眦之间，向后约一横指的凹陷处。
| **操作** | 用拇指指腹按揉太阳 1 ~ 2 分钟，以局部有酸胀感为度。

4 点按攒竹

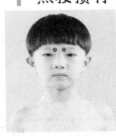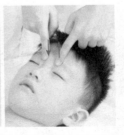

| **定位** | 位于面部，当眉头陷中，眶上切迹处。
| **操作** | 用食指指腹点按攒竹 5 ~ 10 次，以局部有酸胀感为度。

随证推拿

病症分型	症状诊断	随证加疗法
眼眶胀痛型	远看东西时模糊，近视清楚，眼睛干涩，眼眶胀痛。	按百会、按曲池
脾胃虚弱型	远看东西时模糊，近视清楚，腰膝酸软，久视会疲劳，失眠多梦。	点按中脘、补脾经

随证取穴

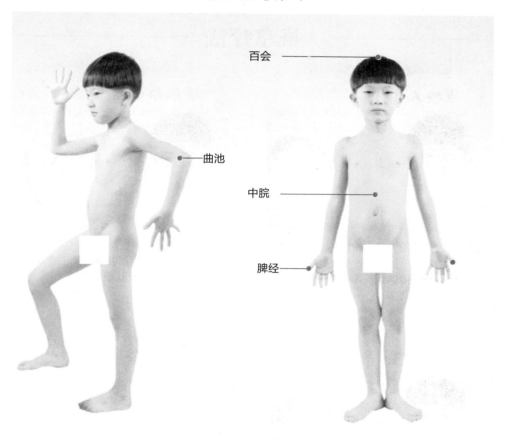

百会

曲池

中脘

脾经

推拿分析

推拿上述穴位，有助于放松眼部的肌肉，并促进眼部周围气血的运行，从而改善小儿的视力，每天坚持，能防治近视。

23 小儿鼻炎（调补脾肺帮宝宝通鼻窍）

小儿鼻炎
推拿疗法扫扫看

小儿鼻炎是指小儿鼻腔黏膜和黏膜下组织出现的炎症，从发病的急缓及病程的长短来说，可分为急性鼻炎和慢性鼻炎。另外，还有一种十分常见的与外界环境有关的鼻炎，即过敏性鼻炎。推拿相关穴位，可调补脾、肺、肾的功能，缓解小儿鼻炎。

━━━ 推拿疗法 ━━━

1 点按人中

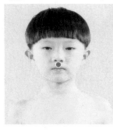
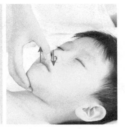

| 定位 | 位于面部，当人中沟的上 1/3 与中 1/3 的交点处。
| 操作 | 用拇指指端点按人中 1 ~ 3 分钟，以局部有酸胀感为度。

2 按压印堂

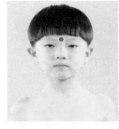
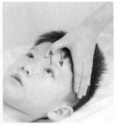

| 定位 | 位于额部，当两眉头之中间。
| 操作 | 将食指、中指并拢，用指腹按压印堂 1 分钟，以局部皮肤潮红为度。

3 推擦迎香

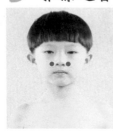
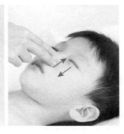

| 定位 | 位于鼻翼外缘中点旁，当鼻唇沟中。
| 操作 | 用拇指指腹从鼻梁两侧至迎香，从上向下推擦 1 ~ 2 分钟，以局部产生热感为度。

4 按揉合谷

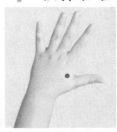
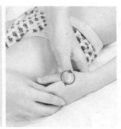

| 定位 | 位于手背，第一、二掌骨间，当第二掌骨桡侧的中点处。
| 操作 | 用拇指指腹以顺时针方向按揉合谷 1 ~ 3 分钟，以局部有酸胀感为度。

随证推拿

病症分型	症状诊断	随证加疗法
脾肺气虚型	鼻塞较重，嗅觉迟钝，平时头痛，头晕，四肢无力，食欲不振，大便溏薄。	补脾经、清肺经
肾气亏虚型	鼻塞不通，喷嚏连作，伴有神疲乏力，畏寒肢冷，头晕，耳鸣等。	补肾经、揉二马
风寒犯肺型	喷嚏多，鼻塞，并伴有发热，恶风寒，头痛等。	按风池、清肺经、揉外劳宫

随证取穴

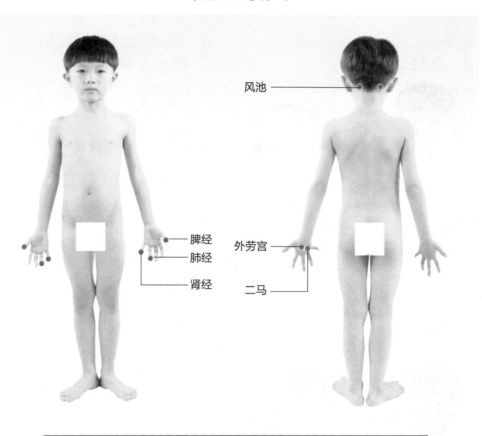

风池

脾经
肺经
肾经

外劳宫

二马

推拿分析

推拿上述穴位，有疏风解表、宣肺、通鼻窍的作用，鼻炎病程较长，单纯用药物难以根治，家长可配合使用推拿疗法，一同改善患儿鼻塞、头晕、头痛等不适，在季节交替前，也可每天坚持推拿，预防鼻炎的复发。

24 小儿鼻出血（清热凉血帮宝宝止鼻血）

小儿鼻出血
推拿疗法扫扫看

小儿鼻腔黏膜中的微细血管分布较为浓密，敏感而脆弱，容易破裂导致出血。引起偶尔流鼻血的原因有上火、心情焦虑，或被异物撞击、人为殴打等。鼻出血也可由鼻腔本身疾病引起，也可能是全身性疾病所诱发。推拿相关穴位，可清热凉血、泻肝止血，缓解小儿鼻出血。

推拿疗法

1 点按迎香

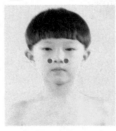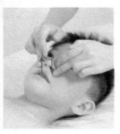

| **定位** | 位于鼻翼外缘中点旁，当鼻唇沟中。
| **操作** | 用中指指腹点按迎香 1～2 分钟，力度由轻到重，以局部皮肤潮红为度。

2 揉按合谷

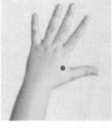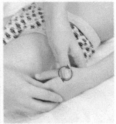

| **定位** | 位于手背，第一、二掌骨间，当第二掌骨桡侧的中点处。
| **操作** | 用拇指指腹揉按合谷 1～3 分钟，以局部有酸胀感为度。

3 揉按百会

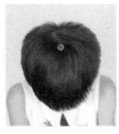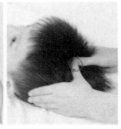

| **定位** | 位于头顶部，当前发际正中直上 5 寸，或两耳尖连线的中点处。
| **操作** | 用拇指指腹揉按百会 1～3 分钟，力度适中，以局部有酸麻胀感为度。

4 揉按太冲

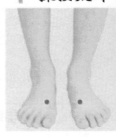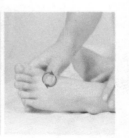

| **定位** | 位于足背侧，第一、二跖骨间隙的后方凹陷中。
| **操作** | 用拇指指腹揉按太冲 1～3 分钟，力度由轻到重，以局部有酸胀感为度。

随证推拿

病症分型	症状诊断	随证加疗法
风热犯肺型	鼻出血或涕中带血，口干咽痛，咳嗽少痰，发热恶风，头身疼痛。	清天河水
火热炽盛型	鼻孔出血，色红量多，伴牙龈出血，口渴喜饮，大便秘结，小便赤黄。	按足三里、清天河水
气血不足型	鼻孔出血，血色淡红，伴神疲乏力，头晕目眩，食欲差。	补肾经、补脾经、揉脾俞

随证取穴

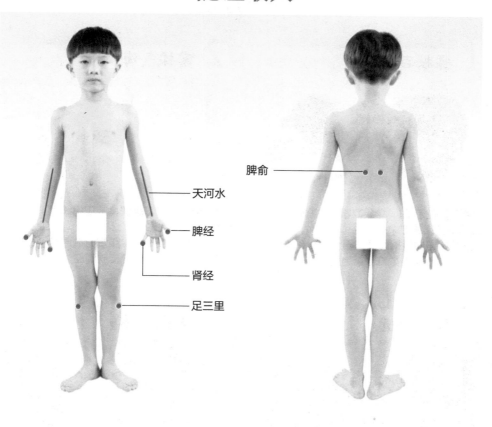

脾俞

天河水

脾经

肾经

足三里

推拿分析

推拿上述穴位，有宣肺清肺、调血络的作用，家长可每天坚持为患儿推拿，有助于减少出血。家长应注意检查出血原因，及时对症治疗。

25 小儿遗尿（补肾益气帮宝宝止遗尿）

小儿遗尿
推拿疗法扫扫看

小儿遗尿是指 3 岁以上的儿童在睡眠中小便不能控制而自行排出。若 3 岁以上的小儿一个月内尿床次数达到 3 次以上，医学上称之为"遗尿症"。预防小儿遗尿应从小为儿童建立良好的作息制度，使儿童逐渐形成时间性的条件反射。推拿相关穴位，可补肾益气，缓解小儿遗尿。

——— 推拿疗法 ———

1 揉按百会

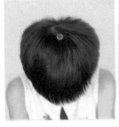
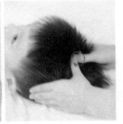

| 定位 | 位于头部，当前发际正中直上 5 寸，或两耳尖连线的中点处。
| 操作 | 用拇指指腹揉按百会 1 分钟，力度适中，以局部有酸麻胀感为度。

2 掌揉气海

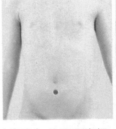
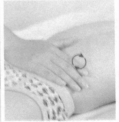

| 定位 | 位于下腹部，前正中线上，当脐中下 1.5 寸。
| 操作 | 搓热掌心，用掌心顺时针揉按气海 1～3 分钟，以局部皮肤潮红为度。

3 掌揉关元

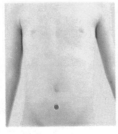
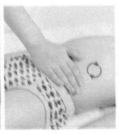

| 定位 | 位于下腹部，前正中线上，当脐中下 3 寸。
| 操作 | 搓热掌心，用掌心顺时针揉按关元 1～3 分钟，以局部皮肤潮红为度。

4 点揉太溪

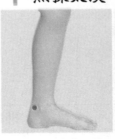
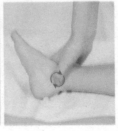

| 定位 | 位于足内侧，内踝后方，当内踝尖与跟腱之间的凹陷处。
| 操作 | 用拇指指腹点揉太溪 1～2 分钟，以局部有酸痛感为度。

随证推拿

病症分型	症状诊断	随证加疗法
肾气不足型	反应慢，肢体怕寒，腰腿软弱无力，小便色清量多。	补肾经、推命门
脾肺气虚型	精神倦怠，形体消瘦，大便清稀，食欲不振，胸闷气喘。	推肺经、推三关
肝经湿热型	尿色黄，面色红赤，性情急躁。	清肝经、按三阴交、推六腑

随证取穴

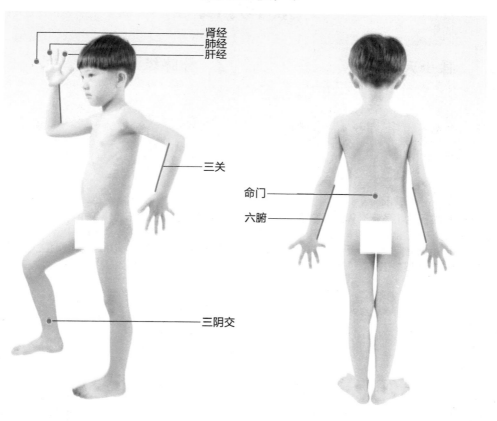

肾经
肺经
肝经

三关

命门

六腑

三阴交

推拿分析

推拿上述穴位，有补肾、固本、止遗的作用，也有助于改善四肢不温、神疲力乏、食欲不振等症状。若是热性的遗尿，需参考肝经湿热型的症状，对应增加相关穴位。

26 小儿盗汗（补虚安神帮宝宝治盗汗）

　　小儿盗汗是指小孩在熟睡时全身出汗，醒则汗停的病症，汗停的时候不恶寒反而觉得热。若兼心烦少寐、口干、手足心热、神疲、语音无力，为气阴两虚，宜益气养阴；若睡眠不安、磨牙、说梦话、烦躁、尿赤，为体内湿热，宜清利湿热。推拿相关穴位，可补虚安神，缓解小儿盗汗。

推拿疗法

1 揉小天心

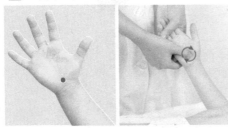

| 定位 | 位于大小鱼际交界处凹陷中，内劳宫之下，总筋之上。
| 操作 | 用拇指指腹揉小天心 100 次，以局部有酸胀感为度。

2 补脾经

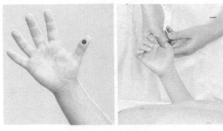

| 定位 | 位于拇指末节螺纹面。
| 操作 | 用拇指指腹从拇指指尖桡侧面向指根方向直推 100 次，以局部皮肤潮红为度。

3 补肾经

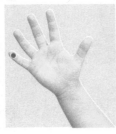
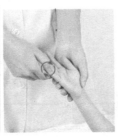

| 定位 | 位于小指末节螺纹面。
| 操作 | 用拇指指腹旋推肾经 200 次，以局部皮肤潮红为度。

4 揉按神门

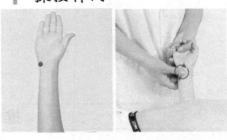

| 定位 | 位于腕掌侧横纹尺侧端，尺侧腕屈肌腱的桡侧凹陷处。
| 操作 | 用拇指指腹以顺时针方向揉按神门 100 次，以局部有酸胀感为度。

随证推拿

病症分型	症状诊断	随证加疗法
脾胃积热型	饮食旺盛或减退，精神好，大便秘结，口气重，虽消瘦也不感疲乏。	清天河水、推心经、清胃经
阴虚内热型	唇舌红干，手足心热，口干，饮水多但不解渴，粪便干且呈粒状。	掐二马、清天河水

随证取穴

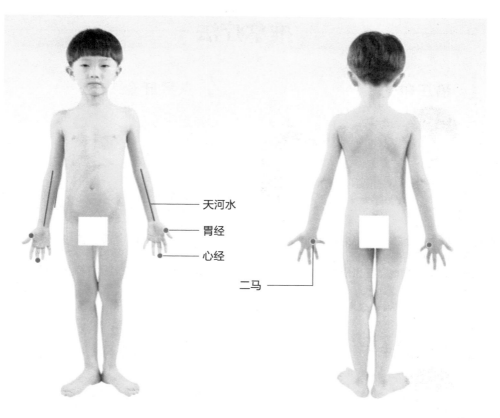

天河水

胃经

心经

二马

推拿分析

推拿上述穴位，有滋阴清火、安神除烦的作用，能缓解小儿盗汗，并有助于改善小儿睡眠。

27 小儿夜啼（安神定志帮宝宝止夜啼）

小儿夜啼
推拿疗法扫扫看

小儿夜啼常见于1岁以内的哺乳期婴儿，多因受惊或身体不适所引起。主要表现为婴儿长期夜间烦躁不安、啼哭不停，白天却安静不哭。中医认为本病多因小儿脾寒、心火上乘、食积等所致。推拿相关穴位，可安神定志，缓解小儿夜啼。若情况持续不改善，建议父母及早带小儿就医治疗。

推拿疗法

1 掐压印堂

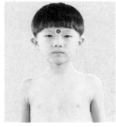

| **定位** | 位于额部，当两眉头之中间。
| **操作** | 用拇指指尖掐压印堂，以每秒钟1次的频率有节奏地掐压30次，力度轻柔。

2 点揉肝俞

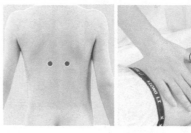

| **定位** | 位于背部，当第九胸椎棘突下，旁开1.5寸。
| **操作** | 用拇指指腹点揉肝俞2分钟，以局部有酸胀感为度。

3 揉按膻中

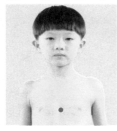

| **定位** | 位于胸部，当前正中线上，平第四肋间，两乳头连线的中点。
| **操作** | 用拇指指腹揉按膻中30次，以局部皮肤潮红为度。

4 点揉神门

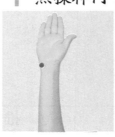

| **定位** | 位于腕部，腕掌侧横纹尺侧端，尺侧腕屈肌腱的桡侧凹陷处。
| **操作** | 用拇指指腹以点二下揉三下的频率，点揉神门2分钟。

随证推拿

病症分型	症状诊断	随证加疗法
脾胃虚寒型	哭声低微,面色青白,四肢欠温,进食量小,大便溏稀。	揉板门、推三关
惊骇恐惧型	睡梦中惊啼,哭泣声尖锐,心神不安,面色发青,时睡时醒。	按百会、掐小天心
乳食积滞型	厌食吐奶,腹胀,大便酸臭,舌苔厚腻。	运内八卦、摩腹

随证取穴

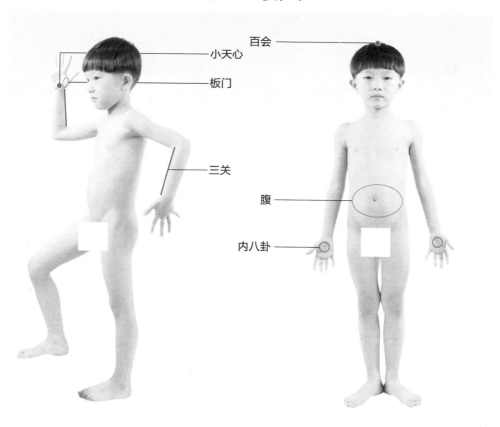

小天心
板门
百会
三关
腹
内八卦

推拿分析

推拿上述穴位,有清肝泻火、理气和胃、宁心安神的作用,对于经常晚上爱哭闹的宝宝,家长可每天坚持推拿 1 ~ 2 次,慢慢改善,宝宝不闹,安然入睡也有助于免疫力的增强。

28 小儿失眠（安神定志帮宝宝调睡眠）

小儿失眠
推拿疗法扫扫看

小儿失眠是指小儿经常性睡眠不安或难以入睡、易醒等，导致小儿睡眠不足的病症。常伴有精神状况不佳、反应迟钝、疲劳乏力等问题。婴幼儿失眠的原因一般是由于饥饿或过饱、睡前过于兴奋或嘈杂、因与亲密抚养者分离而产生焦虑。推拿相关穴位，可安神定志，缓解小儿失眠。

推拿疗法

1 揉按内关

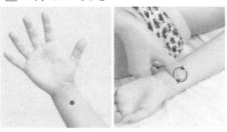

| 定位 | 位于前臂掌侧，当曲泽与大陵的连线上，腕横纹上2寸。
| 操作 | 用拇指指腹揉按内关1～3分钟，以局部有酸胀感为度。

2 揉按神门

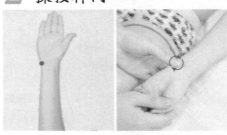

| 定位 | 位于腕部，腕掌侧横纹尺侧端，尺侧腕屈肌腱的桡侧凹陷处。
| 操作 | 用拇指指腹揉按神门1～3分钟，以局部有酸胀感为度。

3 揉按大陵

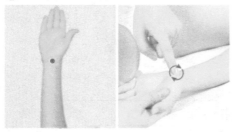

| 定位 | 位于腕掌横纹的中点处，当掌长肌腱与桡侧腕屈肌腱之间。
| 操作 | 用食指或拇指指腹揉按大陵1～3分钟，以局部有酸胀感为度。

4 揉按曲泽

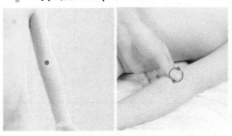

| 定位 | 位于肘横纹中，肱二头肌腱的尺侧缘。
| 操作 | 用拇指指腹揉按曲泽1～3分钟，以局部有酸胀感为度。

29 小儿惊吓（安神定志帮宝宝宁心绪）

由于小儿神经系统尚未发育完全，对外界突然发生的强烈刺激，如声音、光线等各种因素不能充分适应，使小儿神经系统产生暂时性功能失调，导致出现哭闹不休、睡眠不安、口唇周围呈青色等症状。推拿相关穴位，可安神定志，缓解小儿惊吓。

· 小儿惊吓 ·
推拿疗法扫扫看

推拿疗法

1 推心经

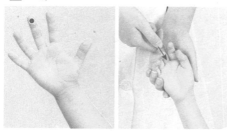

| **定位** | 位于中指末节螺纹面。
| **操作** | 用拇指指腹从患儿中指指尖往指根处直推 100 次，以局部皮肤潮红为度。

2 清肝经

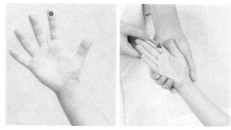

| **定位** | 位于食指末节螺纹面。
| **操作** | 用拇指指腹从患儿食指指尖往指根处直推 100 次，以局部皮肤潮红为度。

3 分推大横纹

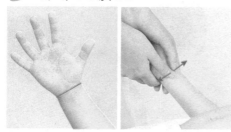

| **定位** | 位于腕掌侧横纹处，近拇指端称阳池，近小指端称阴池。
| **操作** | 用拇指指腹从患儿大横纹正中总筋处向两侧分推 100 次，以局部皮肤潮红为度。

4 揉按小天心

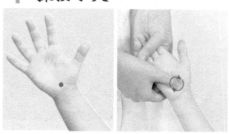

| **定位** | 位于大小鱼际交界处凹陷中，内劳宫之下，总筋之上。
| **操作** | 用拇指指端揉按小天心 60 ~ 100 次，以局部有酸胀感为度。

30 小儿惊风（清热涤痰帮宝宝镇惊）

小儿惊风又称"小儿惊厥"，是小儿时期常见的一种中枢神经系统异常的急性病症，常见于 5 岁以下的小儿。但凡发病往往比较凶险，威胁生命，一旦发病，家长应及时就医。病情稳定后，推拿相关穴位，可清热豁痰，缓解小儿惊风。

推拿疗法

1 叩掐人中

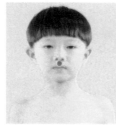
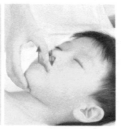

| 定位 | 位于面部，当人中沟的上 1/3 与中 1/3 的交点处。
| 操作 | 用拇指指尖以每秒 1 次的频率有节奏地叩掐人中 60 次，以局部有酸胀感为宜。

2 点压中冲

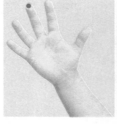
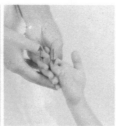

| 定位 | 位于手中指末节尖端中央。
| 操作 | 用拇指指端点压中冲 60 次，以局部有酸胀感为度。

3 按揉涌泉

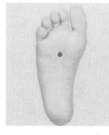
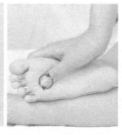

| 定位 | 位于足底部，约当足底二、三趾趾缝纹头端与足跟连线的前 1/3 与后 2/3 交点上。
| 操作 | 用拇指指腹按揉涌泉 60 次，以局部有酸胀感为度。

4 点打风池

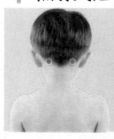
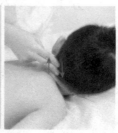

| 定位 | 位于项部，当枕骨之下，与风府相平，胸锁乳突肌与斜方肌上端之间的凹陷处。
| 操作 | 将食指、中指指腹对准风池点打 30 次，一打一提为 1 次，力度由轻至重，以有酸胀感为度。

随证推拿

病症分型	症状诊断	随证加疗法
急惊风型	突然高热惊厥，烦躁不安，面红唇赤，气促，牙关紧闭，继而四肢抽搐，昏迷，头项强硬。	掐合谷、清天河水、按天柱、揉印堂、掐精宁、按小天心、推心经
慢惊风型	面色苍白，嗜睡无神，抽搐无力，时作时止，两手颤抖。	补脾经、补肾经、推三关

随证取穴

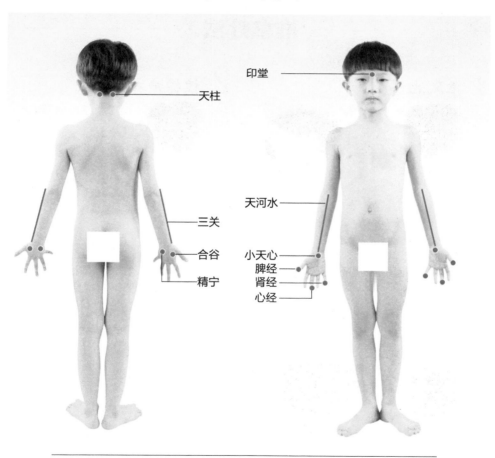

天柱

印堂

天河水

三关

小天心

脾经

肾经

心经

合谷

精宁

推拿分析

推拿上述穴位，有清热泻火、化痰除浊等作用，对防治小儿惊风有一定的疗效，当小儿急发惊风时，父母应及时带小儿就医治疗。

31 小儿落枕 （舒筋活络帮宝宝缓颈痛）

小儿落枕在临床上并不多见，但是它的发病机制却跟成人相似。中医所说"不通则痛"，可以很好地解释落枕疼痛的原因，主要因患侧胸锁乳突肌、斜方肌和肩胛提肌经脉闭阻、血脉不通、局部肌肉痉挛所致。推拿相关穴位，可舒筋活络，缓解小儿落枕。

推拿疗法

1 推风池

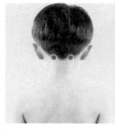
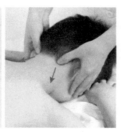

| 定位 | 位于项部，当枕骨之下，与风府相平，胸锁乳突肌与斜方肌上端之间的凹陷处。
| 操作 | 用拇指指腹推风池 5 分钟，以局部有酸胀感为度。

2 捏揉肩井

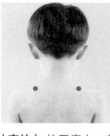
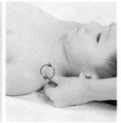

| 定位 | 位于肩上，前直乳中，当大椎与肩峰端连线的中点上。
| 操作 | 将拇指与食指、中指相对，用指腹捏揉肩井 1～3 分钟，以局部有酸胀感为度。

3 揉按阿是穴

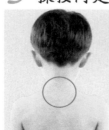
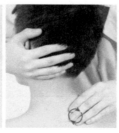

| 定位 | 无固定位置，为病变局部痛点，以"阿是穴"为名。
| 操作 | 用手指指腹揉按阿是穴 1～3 分钟，以局部有酸胀感为度。

4 点按列缺

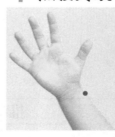
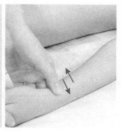

| 定位 | 位于前臂桡侧缘，桡骨茎突上方，腕横纹上 1.5 寸。
| 操作 | 用拇指指腹点按列缺 2～3 分钟，以局部有酸胀感为度。

32 小儿腓肠肌痉挛（舒缓筋络帮宝宝止抽筋）

　　小儿腓肠肌痉挛，又称"抽筋"，是指小儿在剧烈的运动中或游泳时所发生的小腿肌肉突然的收缩、抽筋等症状。中医将本病归属于"痹证"的范畴，推拿相关穴位，可舒缓筋络、调理气血，缓解小儿腓肠肌痉挛。

小儿腓肠肌痉挛
推拿疗法扫扫看

· 推拿疗法 ·

1 揉按承山

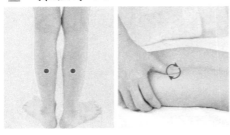

| **定位** | 位于小腿后面正中，当伸直小腿或足跟上提时腓肠肌肌腹下出现尖角凹陷处。
| **操作** | 用拇指指腹揉按承山 1 ～ 3 分钟，以局部有酸胀感为度。

2 揉按承筋

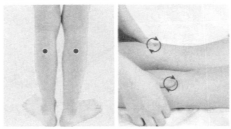

| **定位** | 位于小腿后面，当委中与承山的连线上，腓肠肌肌腹中央，委中下 5 寸。
| **操作** | 用拇指指腹揉按承筋 1 ～ 3 分钟，以局部有酸胀感为度。

3 弹拨阳陵泉

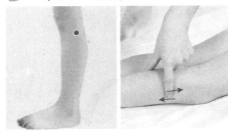

| **定位** | 位于小腿外侧，腓骨头前下方凹陷处。
| **操作** | 用食指指腹弹拨阳陵泉 5 ～ 10 次，以局部有酸胀感为度。

4 搓擦足三里

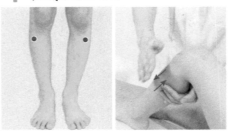

| **定位** | 位于小腿前外侧，当犊鼻下 3 寸，距胫骨前缘一横指（中指）。
| **操作** | 用手掌搓擦足三里 5 ～ 10 次，以局部皮肤潮红为度。

33 小儿暑热（清热解暑帮宝宝解烦渴）

小儿夏天易发热，并伴有口渴多饮、多尿、少汗或无汗等症状，且天气越热体温越高，多见于6个月至2周岁的小儿。推拿相关穴位，可清热解暑，缓解小儿暑热。而对已经患过暑热症的小儿，在第二年夏季前就应先推拿相关穴位预防。

·推拿疗法·

1 清天河水

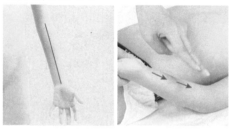

| 定位 | 位于前臂正中，自腕至肘，成一直线。
| 操作 | 将食指、中指并拢，用指腹自腕推向肘，反复操作1~2分钟以局部皮肤潮红为度。

2 退六腑

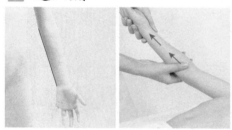

| 定位 | 位于前臂尺侧，阴池至肘，成一直线。
| 操作 | 用拇指指腹自肘推向腕100次，以局部皮肤潮红为度。

3 掐按小天心

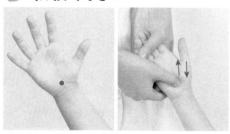

| 定位 | 位于大小鱼际交界处凹陷中，内劳宫之下，总筋之上。
| 操作 | 用拇指指腹掐按小天心3~5次，以局部有酸胀感为度。

4 推三关

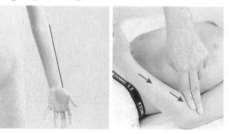

| 定位 | 位于前臂桡侧，阳池至曲池成一直线。
| 操作 | 将食指、中指并拢，用指腹从手腕推向肘部，操作100~300次。

随证推拿

病症分型	症状诊断	随证加疗法		
暑伤肺胃型	发热持续不退，并在午后增高，口渴多饮，无汗或少汗，唇红干燥，舌质红，苔薄白或薄黄。	清胃经、清肺经		
上盛下虚型	发热，口渴多饮，多尿，无汗，精神萎靡，烦躁不安，面色苍白。	推脾经、按涌泉		

随证取穴

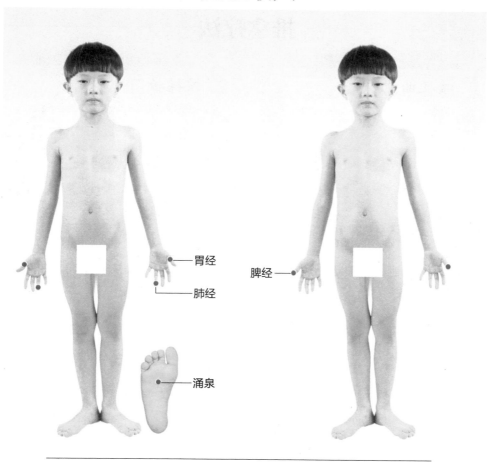

胃经

肺经

脾经

涌泉

推拿分析

推拿上述穴位，有清热、宁心安神等作用，能缓解小儿暑热症状，在夏季来临之前，父母可每天坚持为小儿推拿 1 ~ 2 次，有助于预防暑热。

34 小儿湿疹（清热除湿帮宝宝止痒）

.小儿湿疹.
推拿疗法扫扫看

小儿湿疹是一种变态反应性皮肤病，即平常说的过敏性皮肤病，主要是对食入物、吸入物或接触物不耐受或过敏所致。患有湿疹的孩子起初皮肤发红，出现皮疹，继之皮肤粗糙、脱屑，抚摸孩子的皮肤如同触摸在砂纸上一样。推拿相关穴位，可清热除湿，缓解小儿湿疹。

推拿疗法

1 按揉曲池

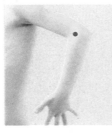
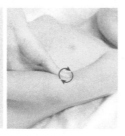

| 定位 | 位于肘横纹外侧端，屈肘，当尺泽与肱骨外上髁连线的中点。
| 操作 | 用拇指指腹按揉曲池3分钟，以局部有酸胀感为度。

2 按揉板门

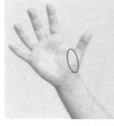
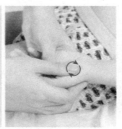

| 定位 | 位于手掌大鱼际表面（双手拇指近侧，在手掌肌肉隆起处）。
| 操作 | 用拇指指腹按揉板门3分钟，以局部有酸胀感为度。

3 按揉风市

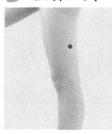
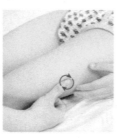

| 定位 | 位于大腿外侧部的中线上，当腘横纹上7寸，或直立垂手时，中指尖处。
| 操作 | 用拇指指腹按揉风市3分钟，以局部有酸胀感为度。

4 按揉血海

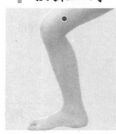
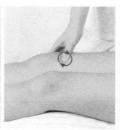

| 定位 | 屈膝，位于大腿内侧，髌底内侧端上2寸，当股四头肌内侧头的隆起处。
| 操作 | 用拇指指腹按揉血海3分钟，以局部有酸胀感为度。

35 小儿荨麻疹（祛风散邪帮宝宝除烦）

　　小儿荨麻疹是一种常见的过敏性皮肤病，在接触过敏原的时候，会在皮肤表面出现一块块形状、大小不一的红色斑块，并伴有明显的瘙痒。引起荨麻疹的原因很多，花粉、灰尘、甚至有的食物也能成为过敏原。推拿相关穴位，可祛风散邪，缓解小儿荨麻疹。

·小儿荨麻疹·
推拿疗法扫扫看

—— 推拿疗法 ——

1 点揉风池

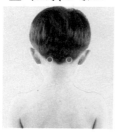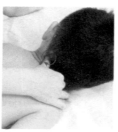

|定位| 位于项部，当枕骨之下，与风府相平，胸锁乳突肌与斜方肌上端之间的凹陷处。
|操作| 将拇指、食指相对，用指腹点揉风池2~3分钟，以局部有酸胀感为度。

2 点揉风府

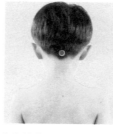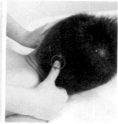

|定位| 位于项部，当后发际正中直上1寸，枕外隆凸直下，两侧斜方肌之间凹陷中。
|操作| 用拇指指腹点揉风府2~3分钟，以局部有酸胀感为度。

3 捏揉风门

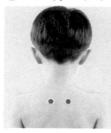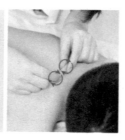

|定位| 位于背部，当第二胸椎棘突下，旁开1.5寸。
|操作| 将拇指、食指相对，用指腹捏揉风门5~10次，以局部有酸痛感为度。

4 推按脾经

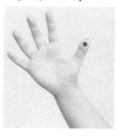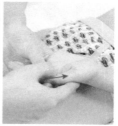

|定位| 位于拇指末节螺纹面。
|操作| 用拇指指腹推按脾经3分钟，以局部皮肤潮红为度。

36 小儿痱子（宣肺清热帮宝宝止痒）

小儿痱子
推拿疗法扫扫看

　　夏季是痱子的高发期，表现出的皮肤不适在儿童中极为常见，主要是小儿的新陈代谢功能本身就比成年人快，再加上活泼好动，很容易出汗，皮肤又细嫩，所以极易发生痱子。预防痱子发生，特别要注意小儿皮肤卫生，勤洗澡、勤换衣。推拿相关穴位，可宣肺清热，缓解小儿痱子。

推拿疗法

1 清肺经

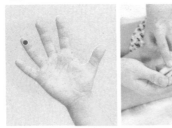

| 定位 | 位于无名指末节螺纹面。
| 操作 | 用食指指腹从患儿无名指指根往指尖处直推 100 次，以局部皮肤潮红为度。

2 推心经

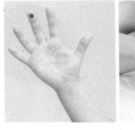
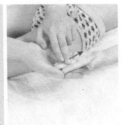

| 定位 | 位于中指末节螺纹面。
| 操作 | 用食指、中指指腹从患儿中指指尖往指根处直推 100 次，以局部皮肤潮红为度。

3 推天河水

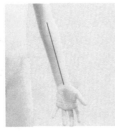
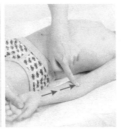

| 定位 | 位于前臂正中，腕横纹至肘横纹，呈一直线。
| 操作 | 用食指指腹从患儿腕横纹处推向肘横纹处，推 100 次。

4 退六腑

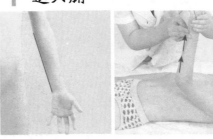

| 定位 | 位于前臂尺侧，阴池至肘横纹，呈一直线。
| 操作 | 用食指、中指指腹从患儿肘横纹处推向腕横纹处，推 100 次。

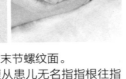